健康ライブラリー　イラスト版

リンパ浮腫のことがよくわかる本

がん研有明病院健診センター検診部部長・リンパケア室室長
宇津木久仁子 監修

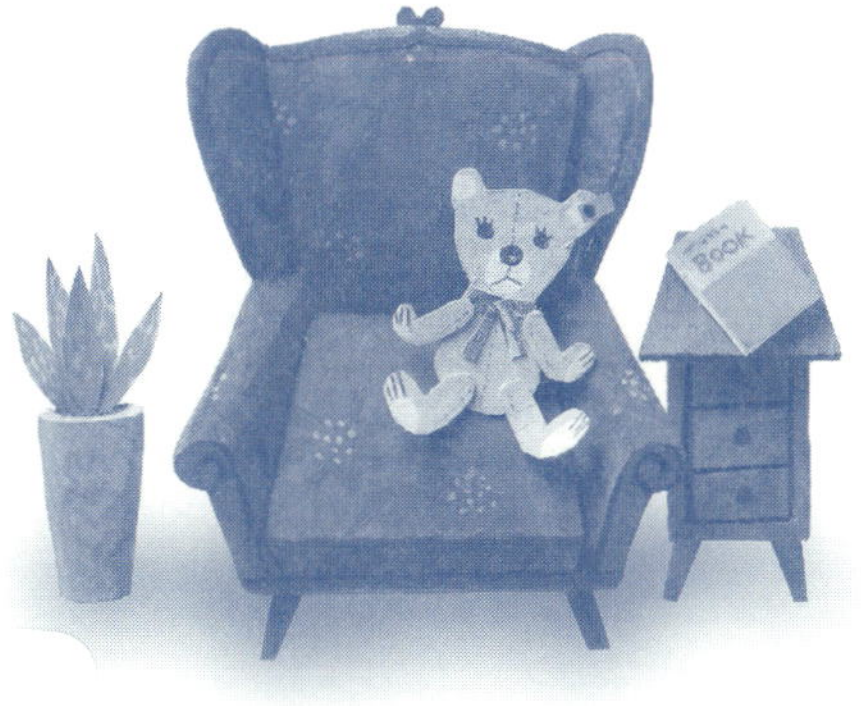

講談社

まえがき

乳がん、婦人科がんなどの治療後に発症することがあるリンパ浮腫を、医療者、とくに医師は軽んじる傾向がありました。即効性のある治療法がないこと、経過が長いこと、命にかかわるものではないことが、その理由です。

しかし、重症のリンパ浮腫ともなると、たんなる合併症というよりＱＯＬをいちじるしく損ねる重大な病気です。そうであるにもかかわらず、医療者側の関心の薄さ、知識の少なさなどからリンパ浮腫の多くは見過ごされ、重症化してから治療を始めることが多い状況が続いてきました。

こうした現状を踏まえ、二〇〇八年には治療に用いる弾性着衣に対して保険適用が認められ、二〇一六年にはリンパ浮腫に対する複合的治療にも保険が適用されるようになりました。しかし、診療報酬は少なく、保険制度上も相応に扱われているとはいえません。リンパ浮腫に特化して診察する施設も限られています。残念ながら、今なおリンパ浮腫の治療環境が整っているとはいえないのが現実です。

一方、リンパ浮腫を敬遠して、がんの手術を嫌がる患者さんや、手術後、リンパ浮腫への不安に苦しめられる患者さんもいらっしゃいます。しかし、リンパ節郭清術を受けてもリンパ浮腫を発症するのは一部の方です。浮腫を恐れてがんを治すために必要な治療を避けるのは、患者さんにとって不利益が大きいといえます。まずはリンパ浮腫に対する正しい知識を得て、発症予防を心がけていきましょう。既にリンパ浮腫がみられる方も、重症化を予防したり、改善策を見つけたりすることで、症状にふりまわされずに暮らしていけるようになるはずです。

今後は多くの医療者にリンパ浮腫のことを知ってもらい、患者さんも必要以上に心配しなくてすむように、正しい知識の普及と治療に努めていきたいと考えています。本書がそのための一助となればうれしく思います。

がん研有明病院健診センター検診部部長　リンパケア室室長
宇津木 久仁子

リンパ浮腫のことがよくわかる本

もくじ

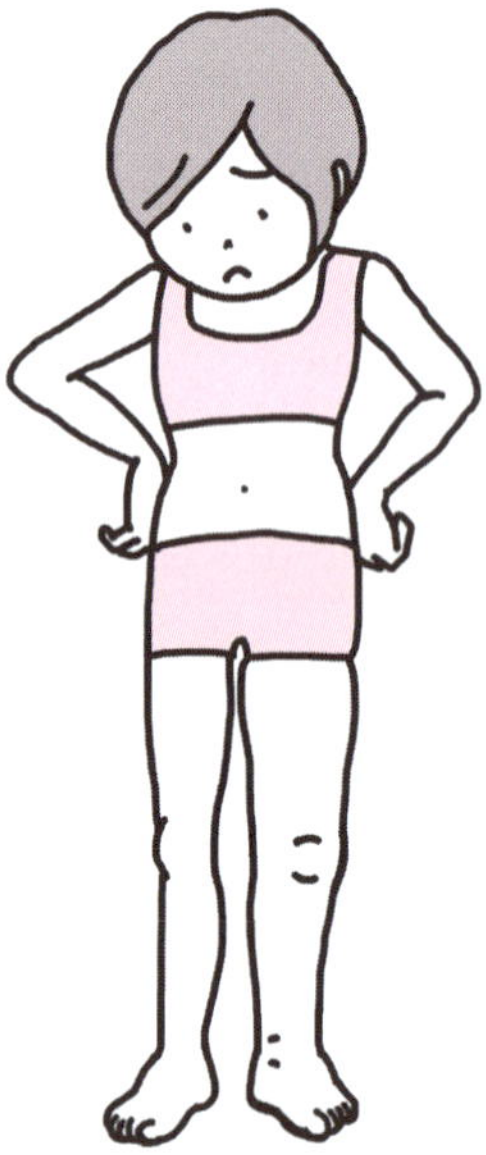

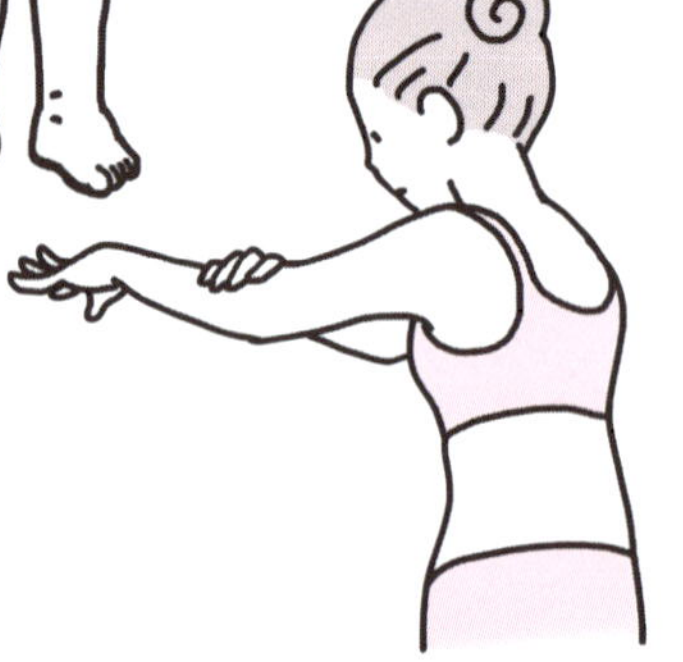

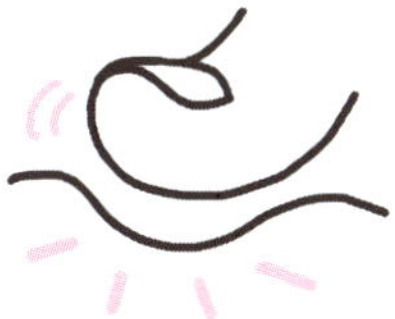

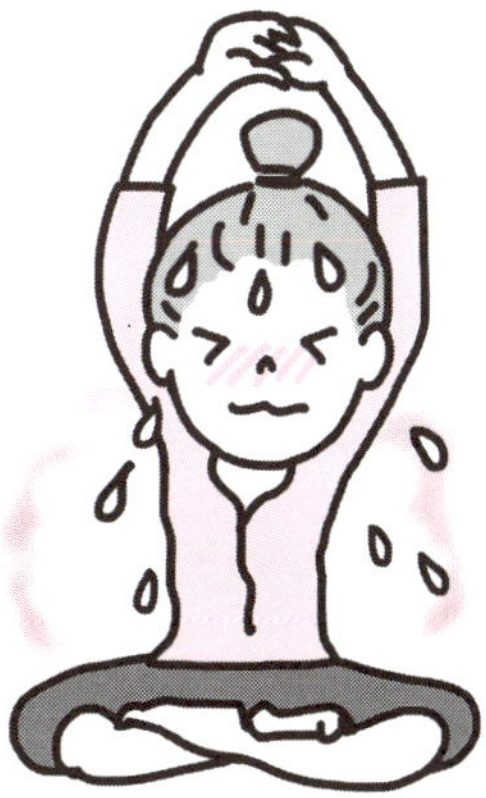

第2章 してもいいこと、避けたいこと

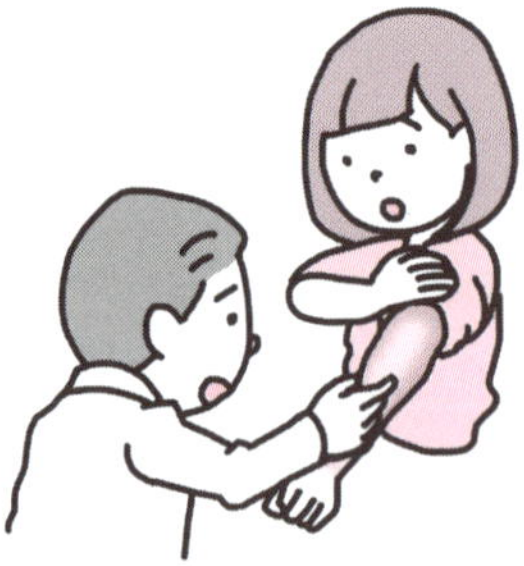

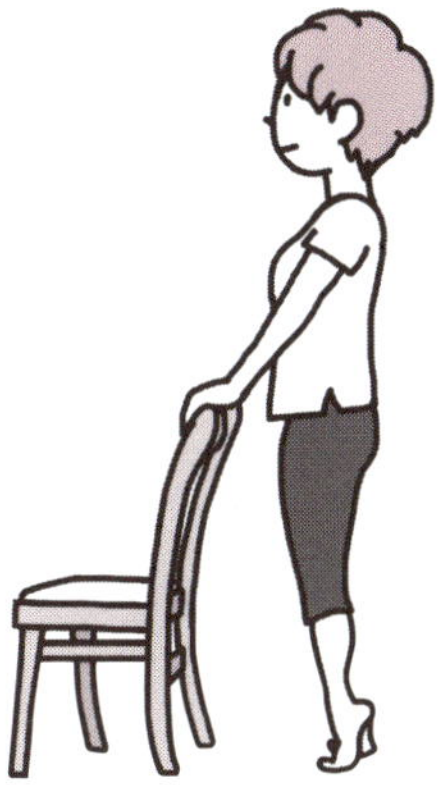

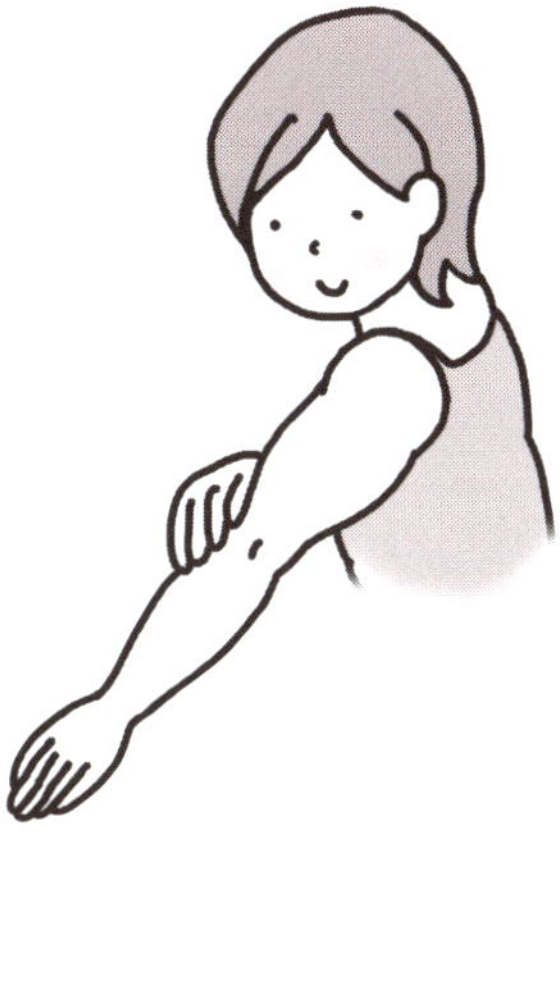

がん治療後のむくみ——
それはリンパ浮腫かもしれません

**がんが見つかったら放置は禁物。しっかり治療を受けることが必要です。
一方で、がんの治療により、後日、思わぬ影響が現れてくることも。
そのひとつがリンパ浮腫です。**

がんの治療は、
できる限り体内からがんを
消滅させることを目標に進めていきます。
そのため、がんの病巣だけでなく、
病巣付近にあるリンパ節まで手術で
取り除くこともあります。これを
リンパ節郭清術《せつかくせいじゅつ》といいます。

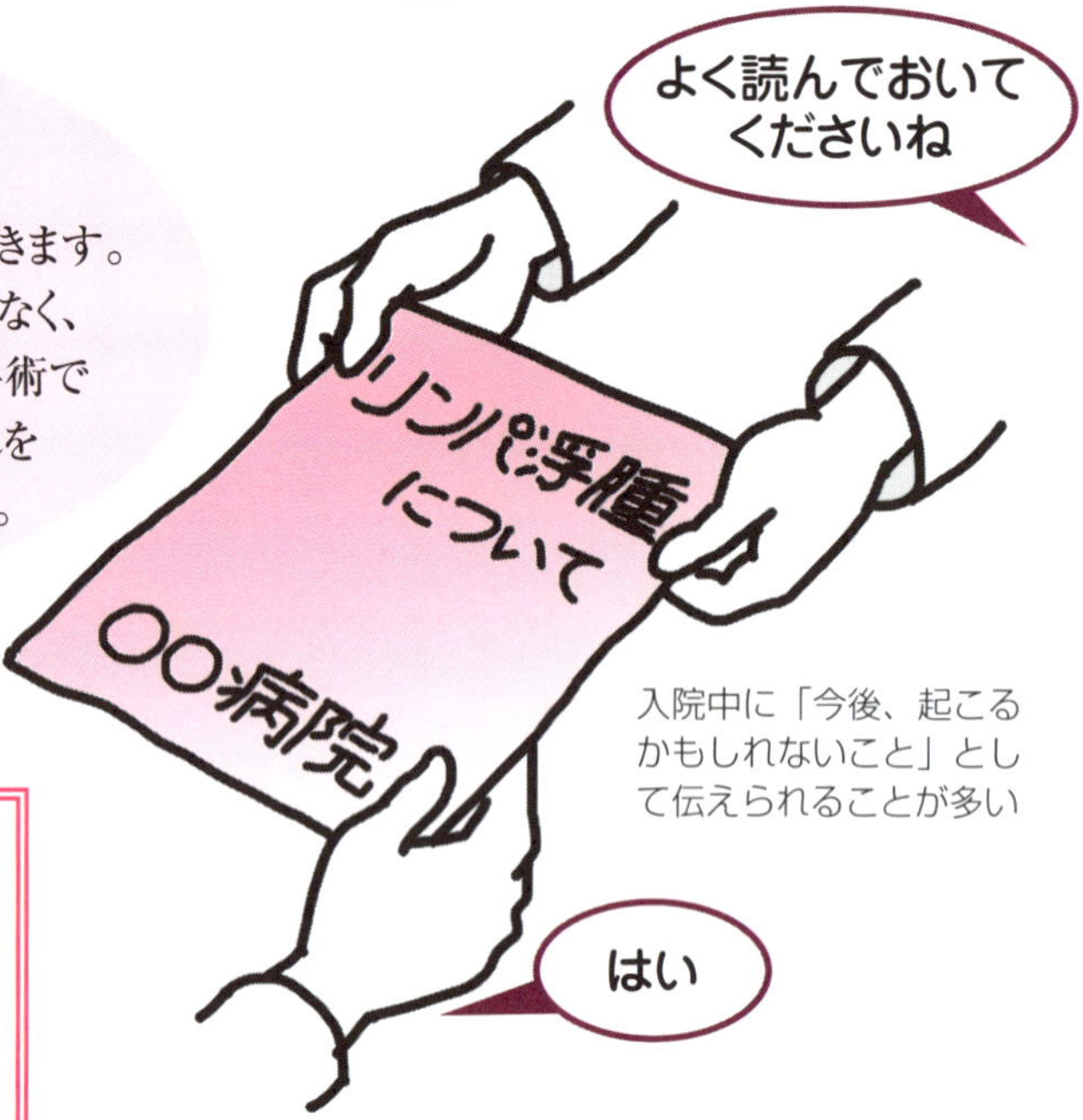
よく読んでおいて
くださいね
リンパ浮腫
について
○○病院
はい

入院中に「今後、起こる
かもしれないこと」とし
て伝えられることが多い

チェック！

リンパ浮腫が起こるかもしれないのは——

- □乳がんや子宮がん、卵巣がん、前立腺がん、大腸がん、膀胱がんなどを患い、リンパ節郭清術（→P12）を含む手術を受けた経験がある人
- □上記のがんの手術で、リンパ節郭清術のかわりに、放射線治療を受けた人
- □上記のがんで、手術はせず放射線治療のみ受けた人

リンパ節郭清術を受けると、
後日、リンパ浮腫と呼ばれる
慢性的なむくみが生じることがあります。
放射線治療を受けた場合でも
同様のことが起こりえます。

リンパ浮腫の代表的な症状は
むくみです。症状が出やすいところは、
がんの種類によって異なります。

乳がんの場合は――

わきの下のリンパ節を郭清した場合などには、腕を中心に症状が生じやすくなります。

□腕が重く、だるい

□腕や肩の周囲、上腕の内側、ひじ、手先などが腫れぼったく、むくんでいる

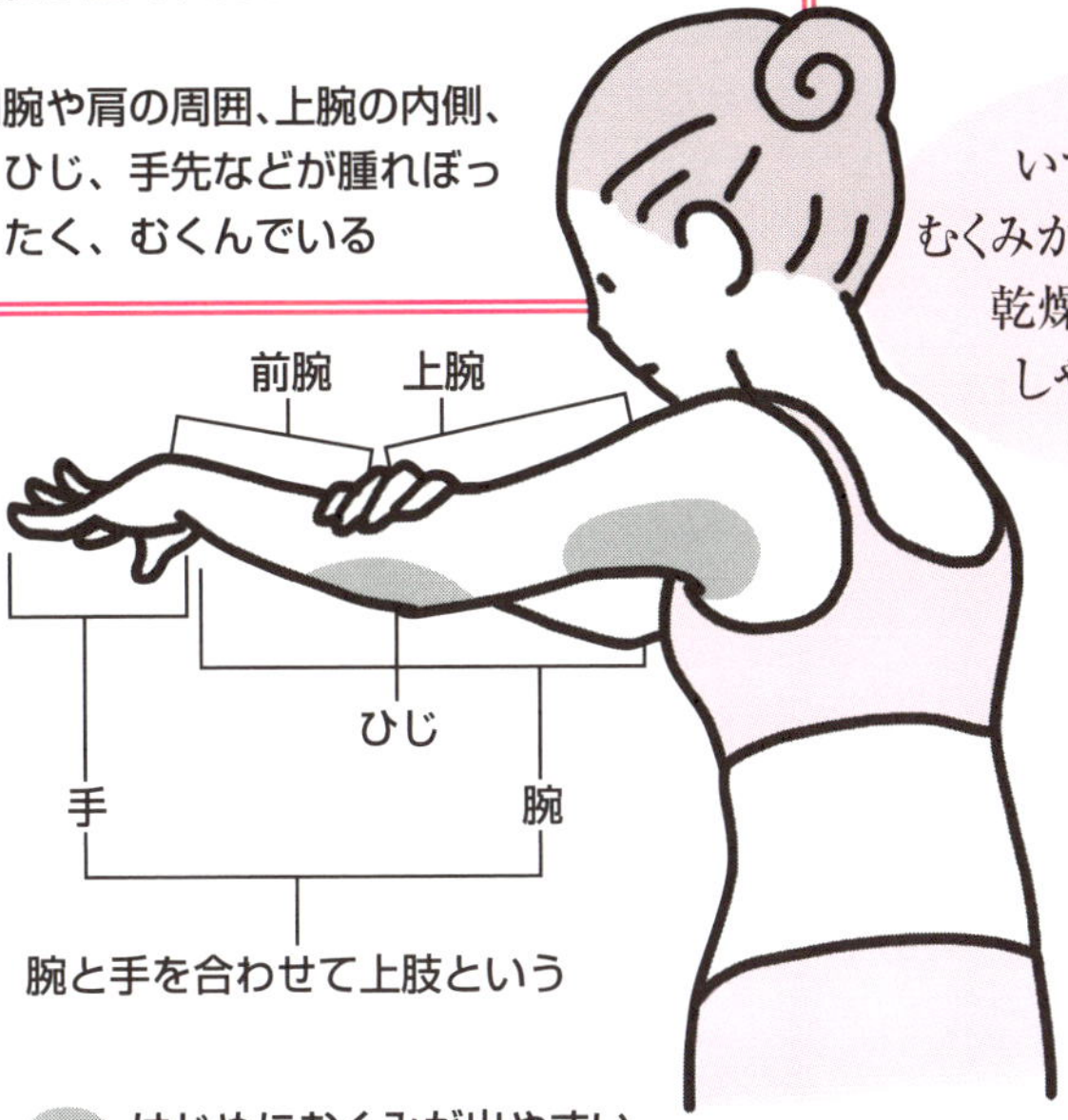
前腕
上腕
ひじ
手
腕
腕と手を合わせて上肢という

いずれの場合も、
むくみがある部分の皮膚が
乾燥して、カサカサ
しやすくなります。

はじめにむくみが出やすいところ

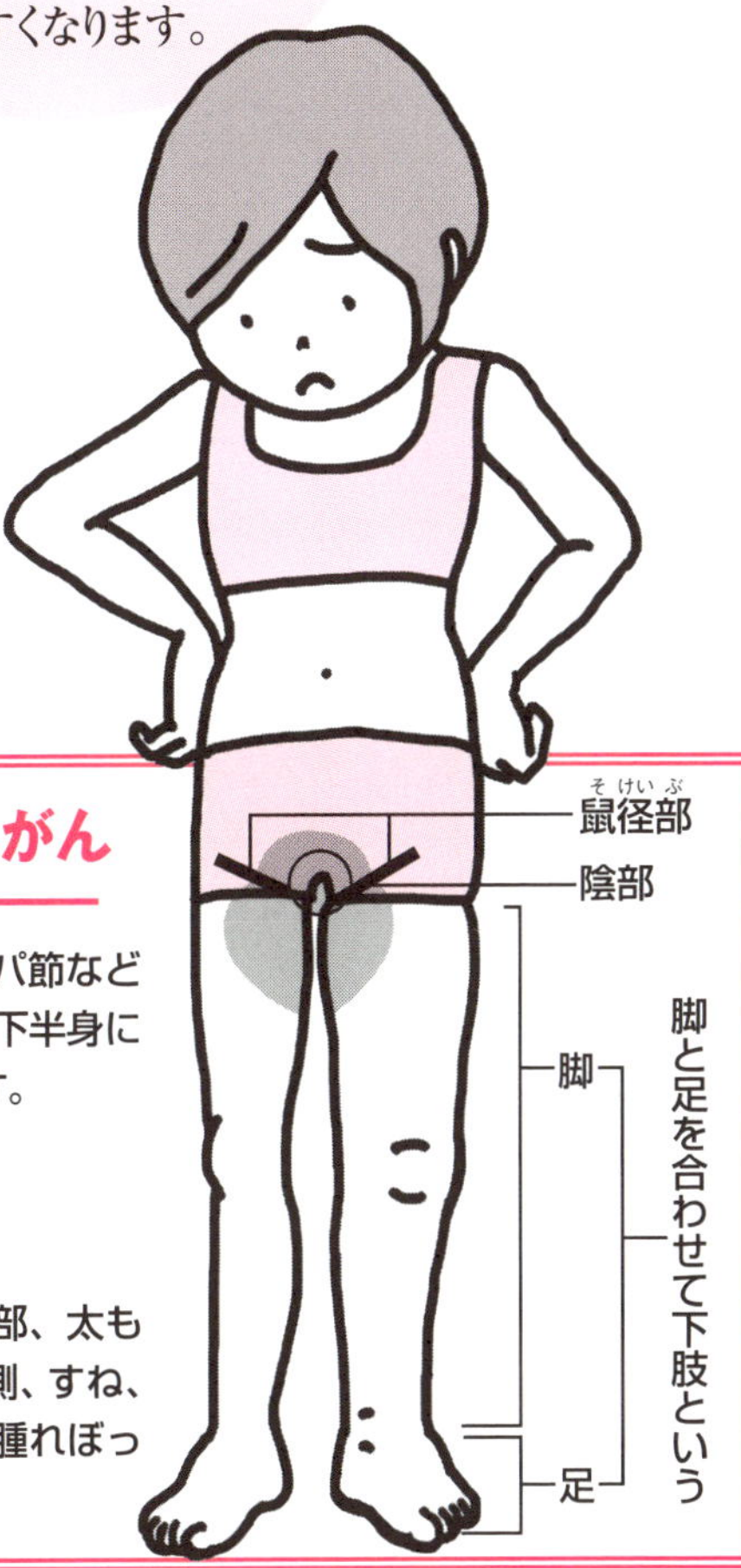
鼠径部《そけいぶ》
陰部
脚
足
脚と足を合わせて下肢という

子宮がん・卵巣がんなどの場合は――

骨盤内や腹部のリンパ節などを郭清した場合には、下半身に症状が出やすくなります。

□脚が重く、だるい

□下腹部や陰部、鼠径部、太ももの内側、ひざの内側、すね、足首のまわりなどが腫れぼったく、むくんでいる

むくみは日常的に
みられる症状ですが、
リンパ浮腫によるむくみなら、
よい状態を保つためには、
できるだけ早い段階で気づき、
適切にケアしていく
必要があります。

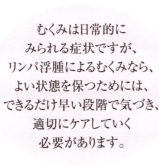

確かめてみよう！リンパ浮腫の病期

リンパ浮腫は、放置しておくと進行し、
症状が悪化していくおそれがあります。
リンパ浮腫の進行度は4つの病期で示されます。
自分の症状をふり返り、どの病期に
当てはまるのか、チェックしておきましょう。

Yes（ピンクの矢印） No（グレーの矢印）

START

がんの治療でリンパ節郭清術などを受けたことがある
（→ P6）

↓ Yes

手術した側の腕や、脚などにむくみがみられる
（→ P7）

→ No：**ピリピリした感じや違和感がある**
- No → 発症なし（リンパ浮腫予備群）
- Yes → 0期

↓ Yes

むくみはやわらかく、指で押すとあとがついたままになる

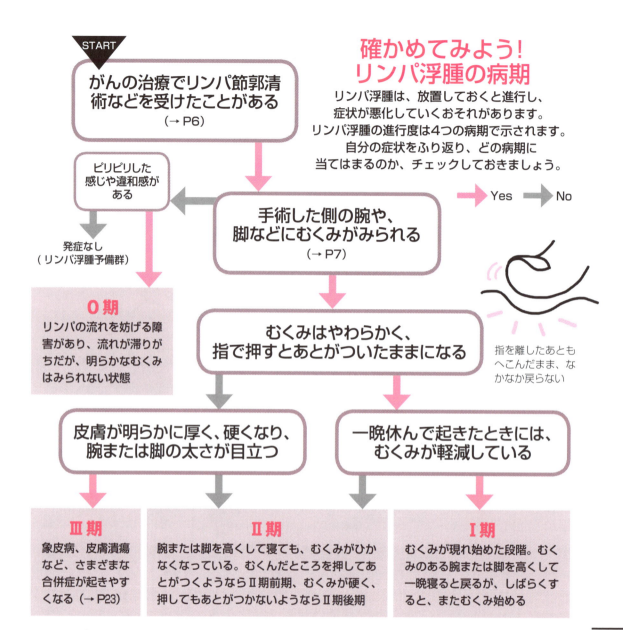

指を離したあとも
へこんだまま、な
かなか戻らない

- No → **皮膚が明らかに厚く、硬くなり、腕または脚の太さが目立つ**
  - Yes → Ⅲ期
  - No → Ⅱ期
- Yes → **一晩休んで起きたときには、むくみが軽減している**
  - No → Ⅱ期
  - Yes → Ⅰ期

0期

リンパの流れを妨げる障害があり、流れが滞りがちだが、明らかなむくみはみられない状態

Ⅲ期

象皮病、皮膚潰瘍など、さまざまな合併症が起きやすくなる（→ P23）

Ⅱ期

腕または脚を高くして寝ても、むくみがひかなくなっている。むくんだところを押してあとがつくようならⅡ期前期、むくみが硬く、押してもあとがつかないようならⅡ期後期

Ⅰ期

むくみが現れ始めた段階。むくみのある腕または脚を高くして一晩寝ると戻るが、しばらくすると、またむくみ始める

適切な治療・ケアを続けていけば、急激に悪化していく心配はありません。
悪化した状態を改善させることも可能です。むやみにおそれず、
コントロールしていきましょう！

第1章 この症状はリンパ浮腫なのか?

リンパ浮腫の症状は、早期の段階であるほど目立ちにくく、
発症したかどうかの判断は難しいものです。
そもそもリンパ浮腫とはどのようなものなのか、
その正体を明らかにしておきましょう。
状態の変化に落ち着いて対応していくためには、
正しい知識をもつことが大切です。

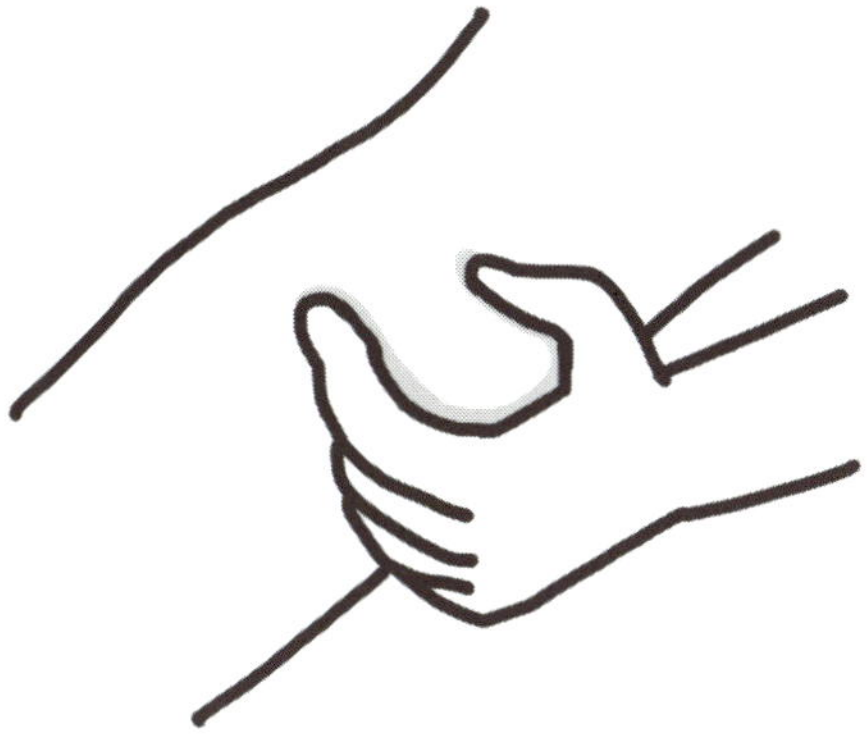

Q1 「リンパ」ってなんですか？ 血液と関係ありますか？

リンパは血管からしみ出す液体成分からできています。当然、血液とは深い関係があります。

リンパ管の中を通る液体をリンパと呼ぶ

リンパ浮腫は、その呼び名のとおり「リンパ」に関連する症状です。リンパはリンパ管を流れる液体で、リンパ液と呼ばれることもあります。

毛細血管から漏れ出た水や酸素、栄養分が細胞に届けられたあとの、老廃物や二酸化炭素を含んだ液体がリンパで、リンパ管に運ばれ、最終的に静脈に入っていきます。

リンパは基本的には透明で、リンパ管は血管のように脈打ったり皮膚の上から透けて見えたりしないので、目立ちません。しかし、血液・血管と同様、体中いたるところに存在しているのです。

リンパのもとは血液

人間の体のおよそ6割は水分でできています。その3分の2は細胞に含まれていますが、残りの3分の1は、血液・組織間液・リンパと形を変えながら移動を続けています。

血液
動脈血は各組織に届ける栄養や酸素、静脈血は各組織から回収した老廃物や二酸化炭素を運ぶ。固形の血球成分と、液体の血漿成分に分けられる

毛細血管から血漿成分が押し出される

組織間液（間質液）
細胞と細胞の間を流れる水分。組織に必要な栄養や酸素を届け、不要なものを回収する

組織間液の一部はリンパ管に吸収される

リンパ（リンパ液）
リンパ管を流れる液体がリンパ。水分のほか、タンパク質、リンパ球などの細胞、異物（壊れた細胞や細菌・ウイルスなど）、脂肪が含まれている

リンパの流れは一方通行

血液は心臓を起点に各組織へ、各組織から再び心臓へと循環しながら流れています。これに対してリンパは各組織から戻す流れだけ。一方通行です。

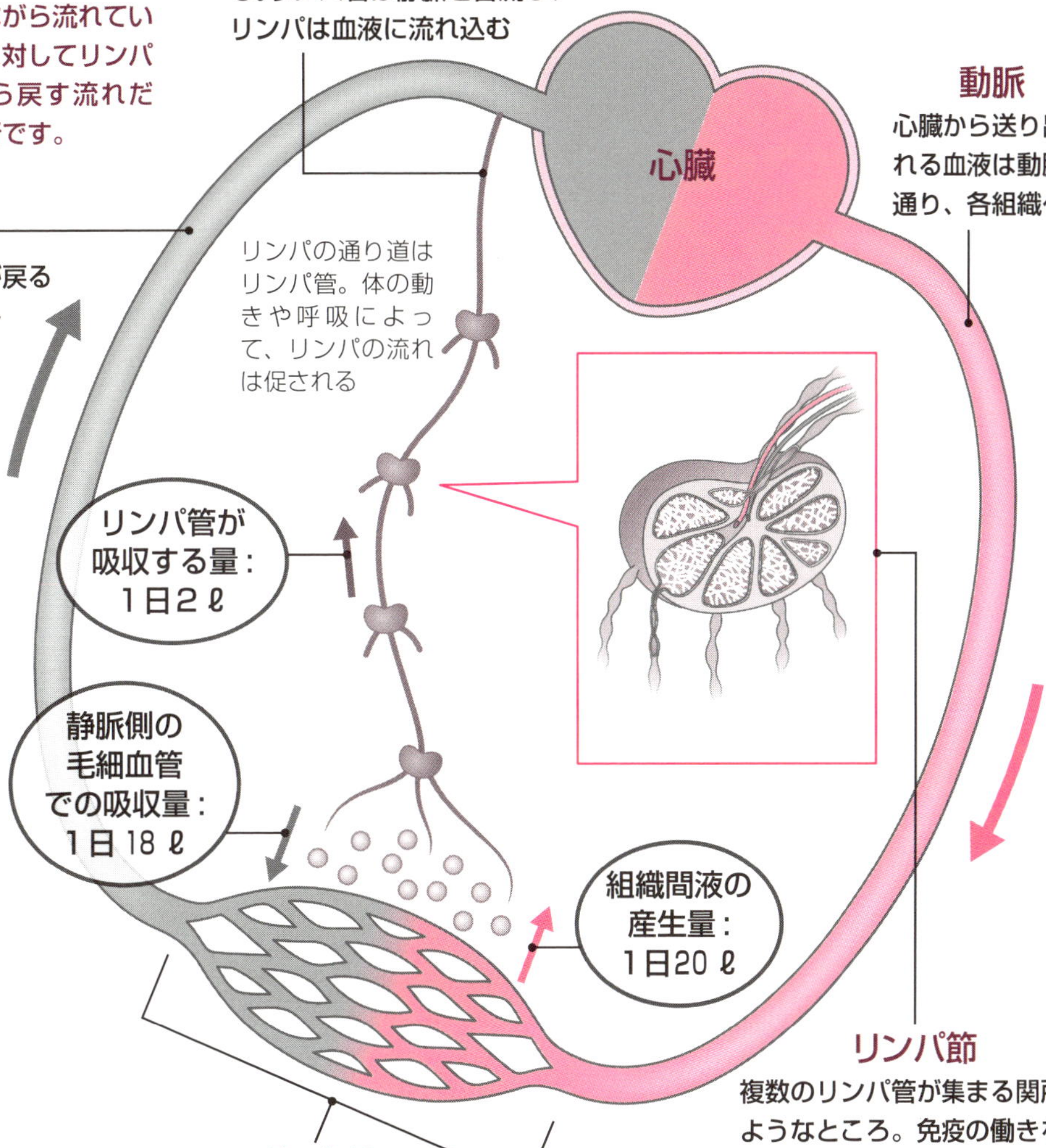

Q2 手術後のむくみが、そのままリンパ浮腫に？

手術直後のむくみの大半は一過性のもの。リンパ浮腫の慢性的な症状はあとから生じます。

リンパ浮腫の起こり方

リンパの流れが滞り、組織にたまった水分（組織間液）が増えていくと、むくみが生じます。リンパの流れを滞らせる大きな原因となるのが、リンパ節郭清術です。

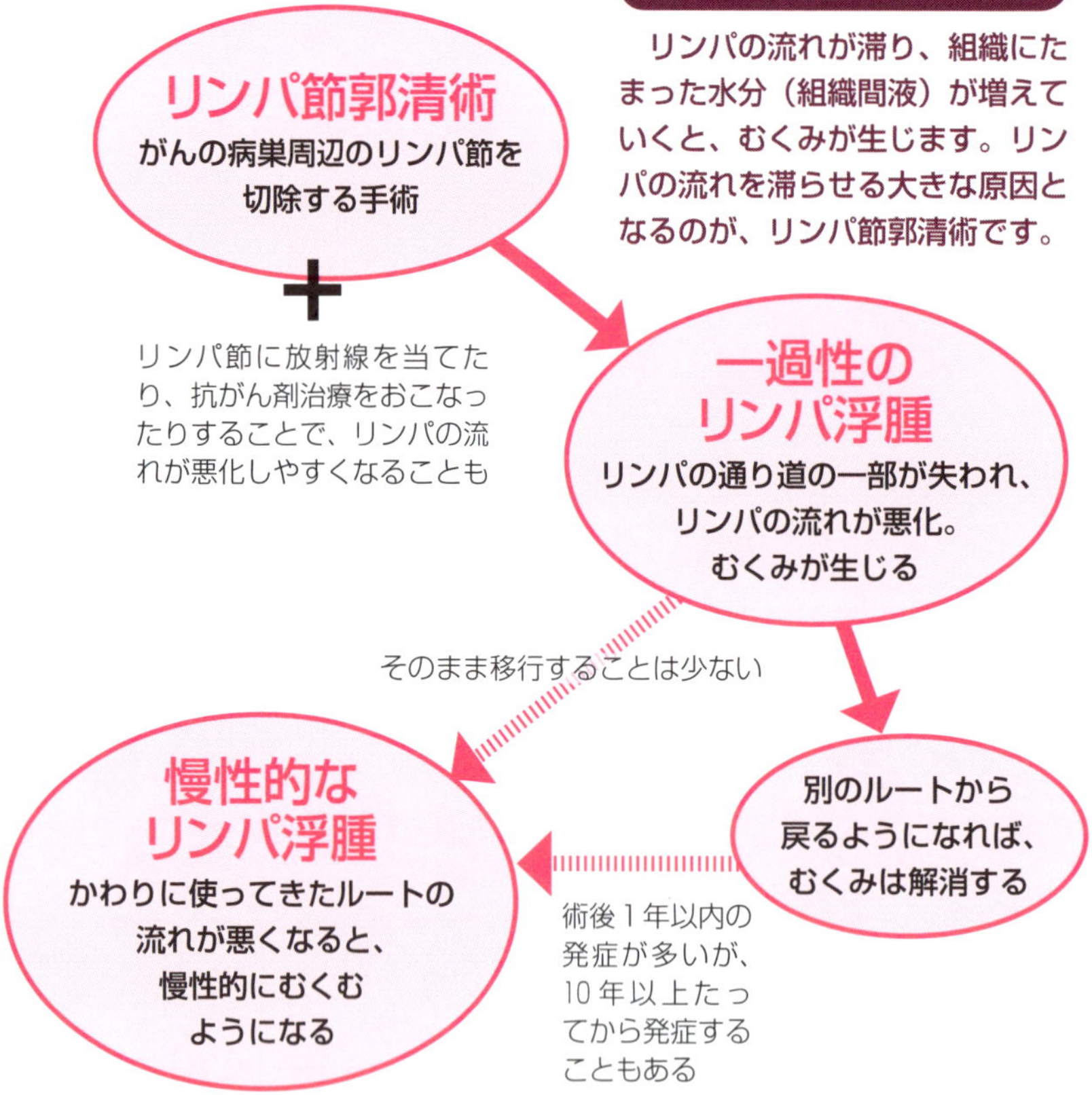
リンパ節郭清術
がんの病巣周辺のリンパ節を切除する手術
＋
リンパ節に放射線を当てたり、抗がん剤治療をおこなったりすることで、リンパの流れが悪化しやすくなることも
一過性のリンパ浮腫
リンパの通り道の一部が失われ、リンパの流れが悪化。むくみが生じる
そのまま移行することは少ない
別のルートから戻るようになれば、むくみは解消する
術後１年以内の発症が多いが、10年以上たってから発症することもある
慢性的なリンパ浮腫
かわりに使ってきたルートの流れが悪くなると、慢性的にむくむようになる

慢性的な症状が現れる確率は二〜三割

末端の毛細リンパ管から吸収されたリンパは、より太いリンパ管に流れ込みます。リンパ管は合流をくり返し、最終的には鎖骨の下にある静脈につながります。

リンパ管のところどころにあるのがリンパ節で、フィルターの役割やリンパの濃縮、リンパ球の産生をしています。がんが転移しやすいこのリンパ節を取り除く手術が「リンパ節郭清術」です。

リンパ節郭清術直後のむくみは多くの人に起こりますが、自然に解消していきます。問題はその後、二〜三割の人に起こる慢性的なむくみのほうです。一般にリンパ浮腫といえば後者を指します。

術後のリンパの流れは滞りがち

わきの下や、骨盤の失われたリンパ節に流れ込んでいたリンパは行き場を失います。脇道はあるものの、リンパの流れは悪化し、滞りやすくなります。

▼主なリンパ管・リンパ節

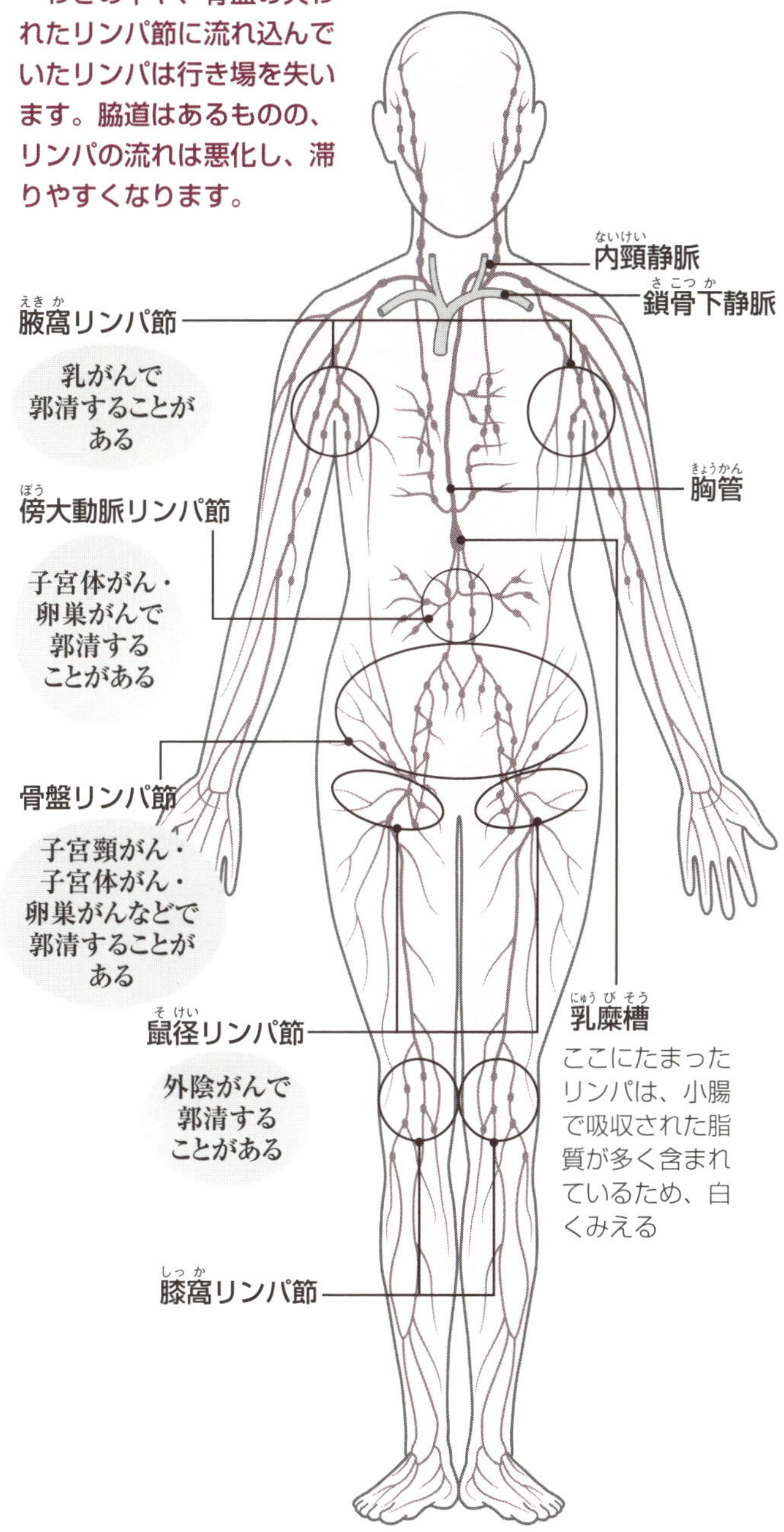
内頸《ないけい》静脈
鎖骨下《さこつか》静脈
腋窩《えきか》リンパ節
乳がんで郭清することがある
胸管《きょうかん》
傍《ぼう》大動脈リンパ節
子宮体がん・卵巣がんで郭清することがある
骨盤リンパ節
子宮頸がん・子宮体がん・卵巣がんなどで郭清することがある
乳糜槽《にゅうびそう》
ここにたまったリンパは、小腸で吸収された脂質が多く含まれているため、白くみえる
鼠径《そけい》リンパ節
外陰がんで郭清することがある
膝窩《しっか》リンパ節

▼リンパ節郭清術後に起こること

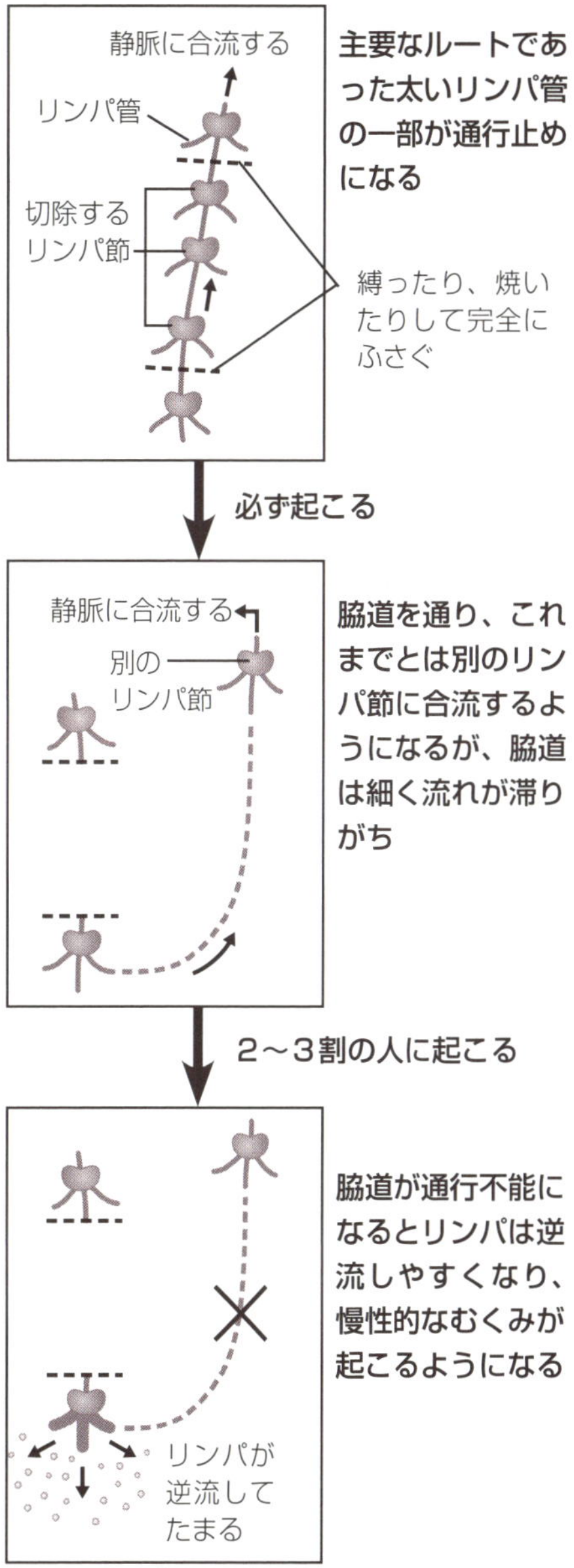
静脈に合流する
リンパ管
切除するリンパ節
縛ったり、焼いたりして完全にふさぐ
主要なルートであった太いリンパ管の一部が通行止めになる
必ず起こる
静脈に合流する
別のリンパ節
脇道を通り、これまでとは別のリンパ節に合流するようになるが、脇道は細く流れが滞りがち
2～3割の人に起こる
リンパが逆流してたまる
脇道が通行不能になるとリンパは逆流しやすくなり、慢性的なむくみが起こるようになる

Q3 むくみが気になります。リンパ浮腫でしょうか？

むくみはリンパ浮腫の症状のひとつですが、むくみ＝リンパ浮腫というわけではありません。

むくんでいてもリンパ浮腫ではないことも

むくみは、「皮膚と筋肉の間の組織（皮下組織）に液体がたまりすぎた状態」です。リンパでいっぱいになったリンパ管には組織間液が流れ込みにくくなります。限界を超えれば逆流が起こります。回収しきれない、あるいは逆流してきたリンパが皮膚と筋肉の間に充満すると、皮膚が持ちあげられて腫れてきます。これがリンパ浮腫によるむくみの起こり方です。

ただ、むくんでいても、リンパ浮腫とは限りません。血管から漏れ出す水分量が増えたり、血管での回収が悪化したりすることでもむくみは生じるからです。

むくんだところで起きていること

皮膚と筋肉の間の組織中に、組織間液がたまりすぎた状態がむくみです。動脈側の毛細血管から出てくる量が多くても、静脈側の毛細血管や毛細リンパ管が吸収する量が少なくても、むくみは生じます。

▼正常な状態
出る量と回収される量が同じくらいなので、組織間液の量はほぼ一定

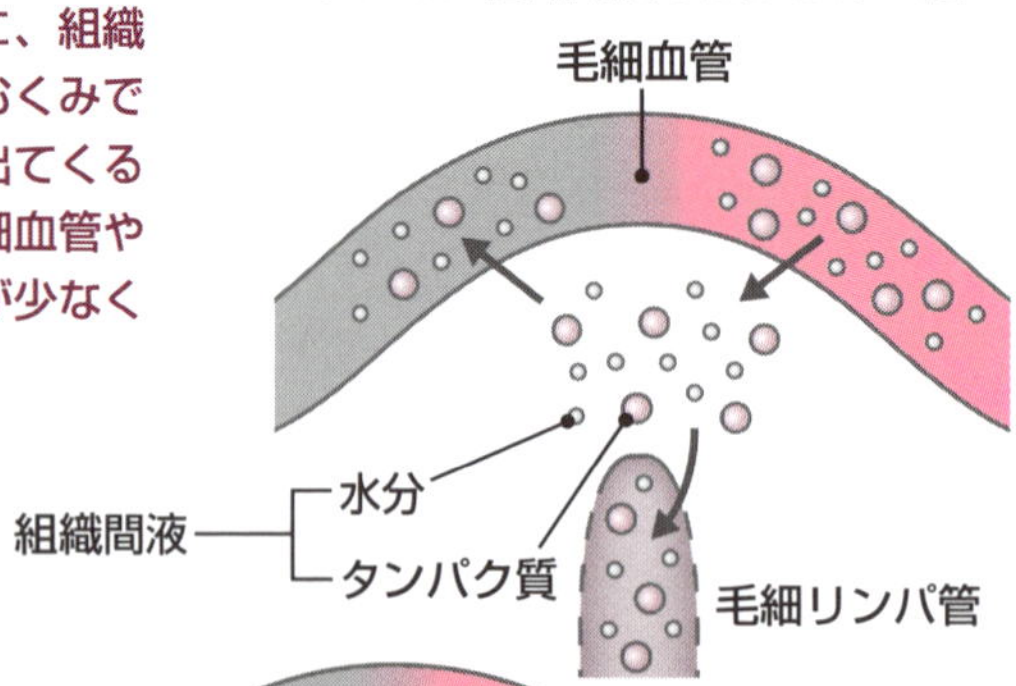

▶一般的なむくみ
出る量が多すぎるなど、回収しきれない水分がたまっている状態

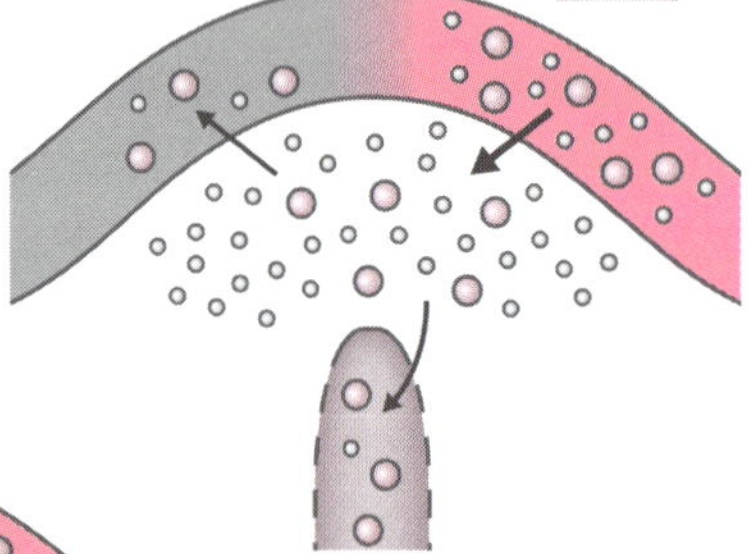

◀リンパ浮腫によるむくみ
水分だけでなくタンパク質も回収されず、たまっている

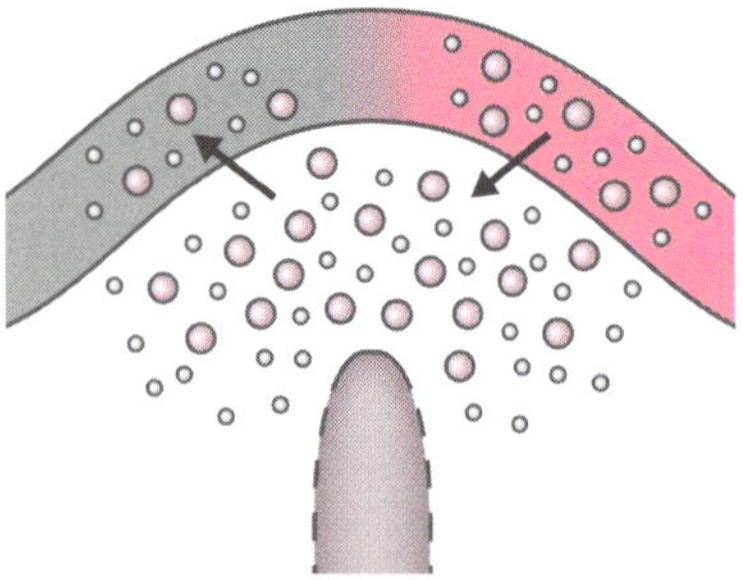

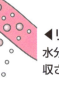

むくみをまねく原因はいろいろ

むくみはさまざまな原因で起こります。なかなか解消しないむくみがある場合は、医療機関で原因を調べておくほうがよいでしょう（→第３章）。

局所性のむくみ

特定の部分にむくみが生じやすいのは、リンパ浮腫の特徴のひとつ。ただし、リンパ浮腫以外の原因で起こることもあります。

■**静脈血栓**　血のかたまり（血栓）が静脈内にできると、血液の流れが悪くなる。血管から漏れ出す水分量が増え、回収される量は減るためにむくみやすい

■**血管の障害**　血管から漏れ出す水分量が増える

■**新たながんの発生**　がんが大きくなると、血管やリンパ管をふさいでしまうことも

■**リンパ管の障害**

⇒リンパ浮腫

全身性のむくみ

体の左右で同じようにむくんできます。全身に生じますが、とくに心臓から遠い部分ほどむくみやすい傾向がみられます。

■**心不全**　心臓の機能が低下していると、血液循環が悪くなり、水分がたまりやすくなる

■**腎機能の低下**　尿中にタンパク質が漏れ出してしまう

■**肝機能の低下**　タンパク質の生成量が減ってしまう

■**栄養障害**　栄養不足でタンパク質が足りなくなる

（血中タンパクは水分を引きつける性質があり、組織中の水分を血管に引き戻す役割を果たしている）

■**ホルモンバランスの異常**　甲状腺機能が低下しているときなどに、むくみが生じやすい

■**薬剤の影響**　降圧薬やホルモン剤、抗がん剤などを使用している人は、薬の副作用でむくみやすくなることがある

■**廃用性浮腫**　体を動かさず、じっとしている時間が長いために起こるむくみ

ONE MORE Q

リンパ浮腫のむくみの特徴は？

- 郭清・治療したリンパ節と関連する範囲に生じる
- 上肢・下肢のむくみは、通常、左右差がある

郭清したリンパ節とは無関係の部位に起こるむくみは、違う原因による可能性が高いと考えられます。

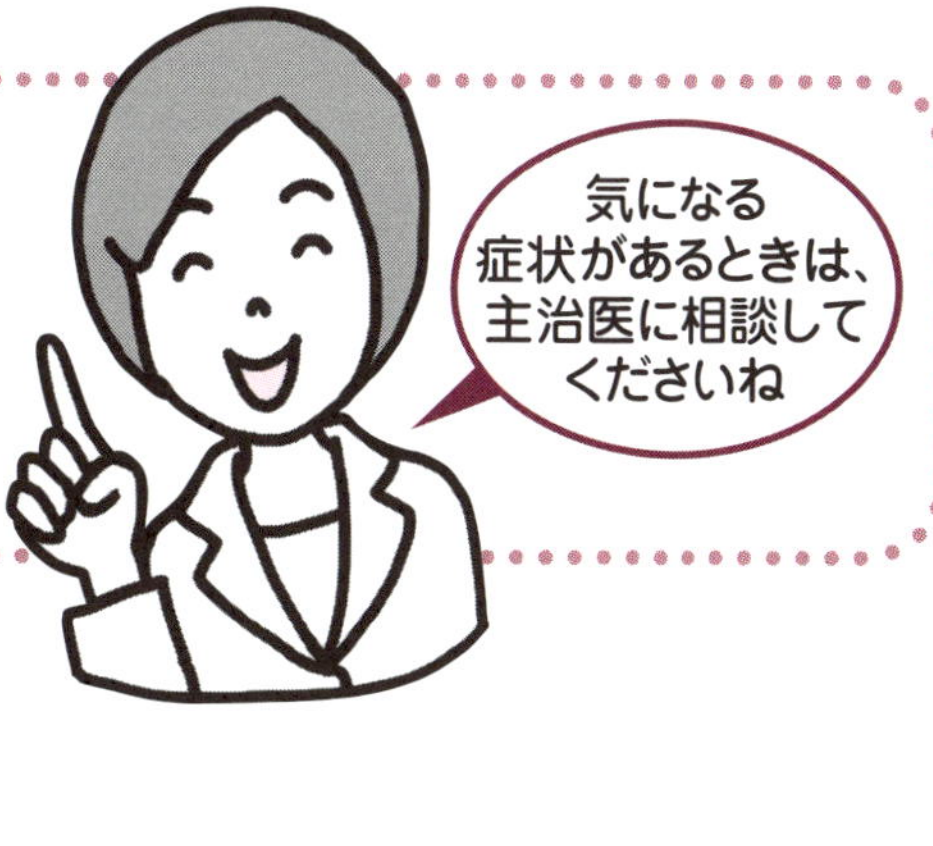
気になる症状があるときは、主治医に相談してくださいね

Q4

リンパ浮腫にならないようにする方法はありますか？

リンパ節を郭清した時点でリンパの流れは滞ります。発症を確実に防ぐ方法はありません。

手術を受けた時点でリンパ浮腫の予備群に

リンパ浮腫のほとんどは、がんの治療の影響で起こる続発性（二次性）のものです。医学的には、リンパの流れに滞りが起こり、ピリピリした違和感などがあるようなら、明らかなむくみはなくても「リンパ浮腫0期」とされます。リンパ管の損傷をもたらす手術など、リンパの流れの滞りを生じさせる治療を受けた時点で、リンパ浮腫の予備群になるのだと考えておいてください。

今、まったく症状がないからといって油断はできません。「ならないようにする」というより、「よい状態を保つこと」を目指していきましょう。

むくむ前からすでに始まっている

リンパ浮腫の大半は続発性のもの。がんの治療から引き続いて起きてきます。

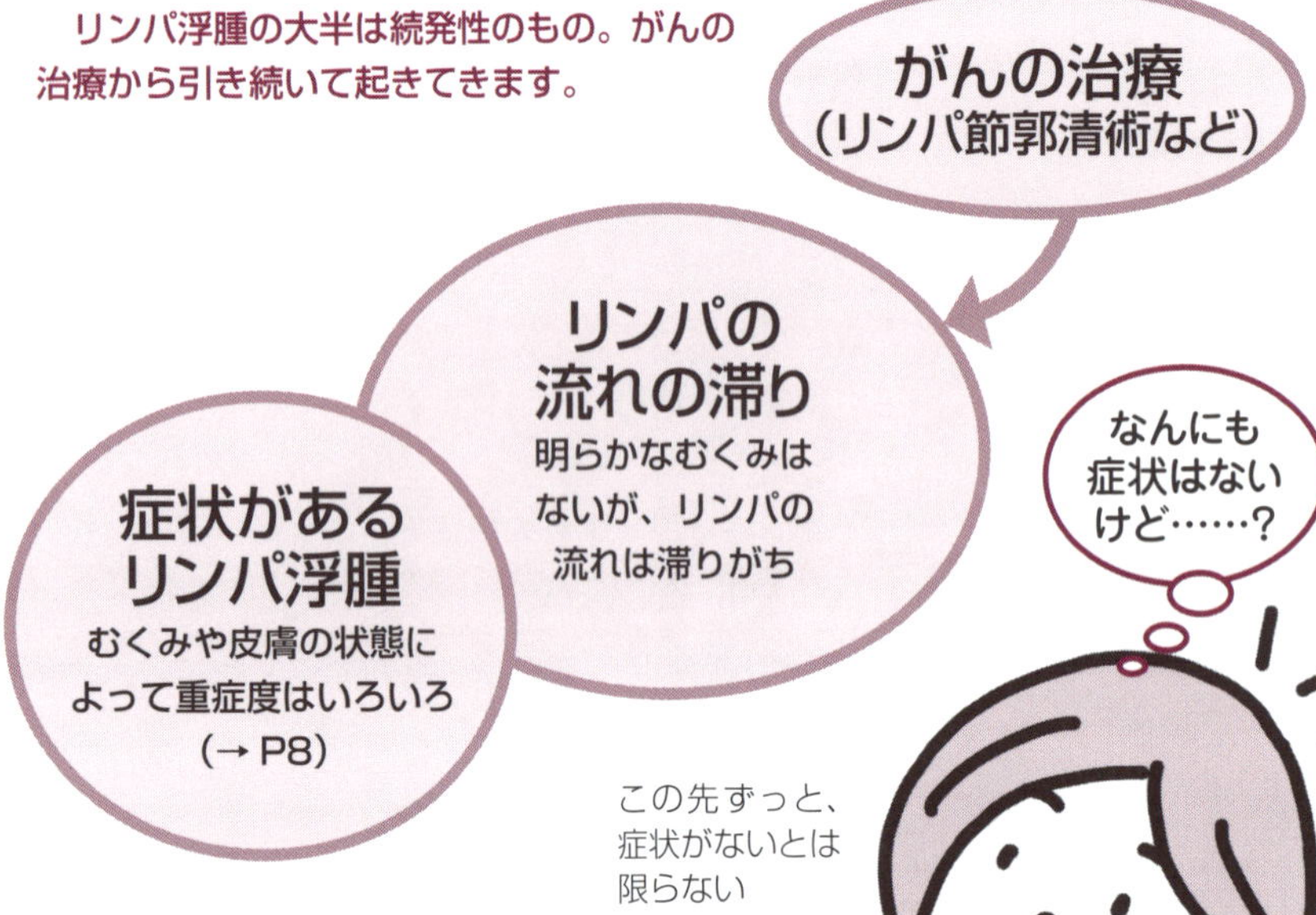
がんの治療
（リンパ節郭清術など）
リンパの流れの滞り
明らかなむくみはないが、リンパの流れは滞りがち
症状があるリンパ浮腫
むくみや皮膚の状態によって重症度はいろいろ
（→ P8）
この先ずっと、症状がないとは限らない

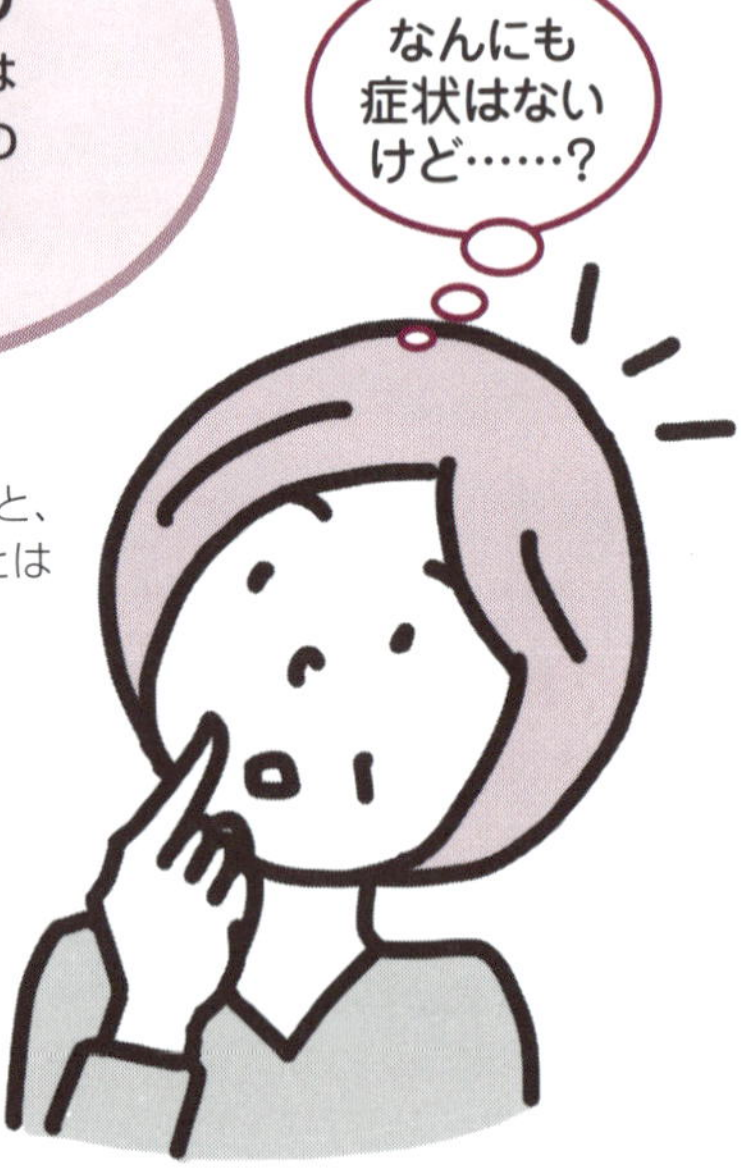
なんにも症状はないけど……？

原発性リンパ浮腫

先天的にリンパ管の一部がなかったり、機能しなかったりすることでリンパ浮腫が生じる人もいますが、まれです。

症状が出やすくなる要因

リンパ浮腫の発症・悪化につながりやすい要因はいくつかありますが、引き金となる具体的な出来事は人によって違います。これといったきっかけはなかったと感じている人もいます。

手術＋α

リンパ節郭清術のみでなく、放射線治療や抗がん剤※を併用した場合はより高い確率で発症します。

乳がんの場合、リンパ節を郭清する必要性を判断するためにごく一部のリンパ節をとる「センチネルリンパ節生検」でも、リンパ浮腫が発症する可能性はゼロとはいえません。

※とくにドセタキセル（タキソテール®）、パクリタキセル（タキソール®）など、タキサン系はむくみが現れやすい

⇨がんの再発リスクを減らすためにはやむを得ない

疲労・ストレス

疲れがたまると症状が出てきたり、ひどくなったりするという人が多くみられます。

- 仕事
- 育児・介護など
- 運動のしすぎ
- 運動不足
- 旅行
- エステサロンなどでの過度なマッサージ

⇨なにごともほどほどに

太りすぎ

体重増加は、とくに上肢のリンパ浮腫の発症・悪化に結びつきやすいことが知られています。

⇨体重コントロールを心がけよう

感染・炎症

皮膚から細菌が入り込んで感染・炎症が起きると、リンパ浮腫は発症しやすくなります。すでにある症状が、悪化していく要因にもなります。

- 蜂窩織炎《ほうかしきえん》
- ケガ・虫刺され

⇨スキンケアが重要

ONE MORE Q

注意していれば、発症は防げるのですか？

治療の内容も体の状態も、一人ひとり違います。日頃から注意していても、むくみが生じる人もいます。

発症前・発症後と明確に線引きできるものではありません（→ P20）。症状の有無にかかわらず、上記の点には注意していきましょう。

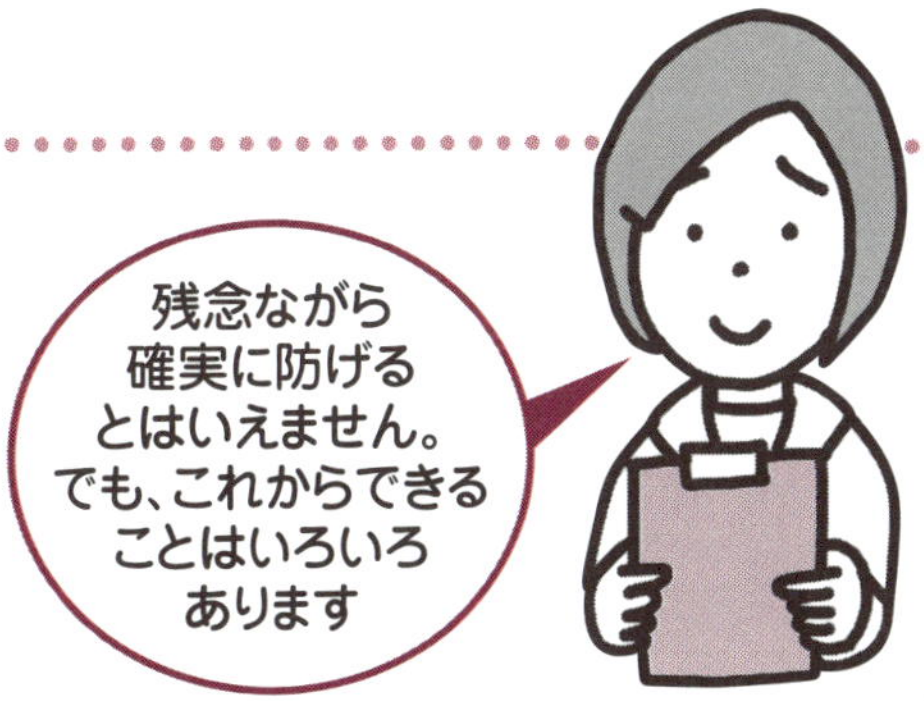
残念ながら確実に防げるとはいえません。でも、これからできることはいろいろあります

Q5
リンパ浮腫を治すことはできますか？

損傷したリンパ管を元どおりにすることはできません。しかし、よい状態は保てます。

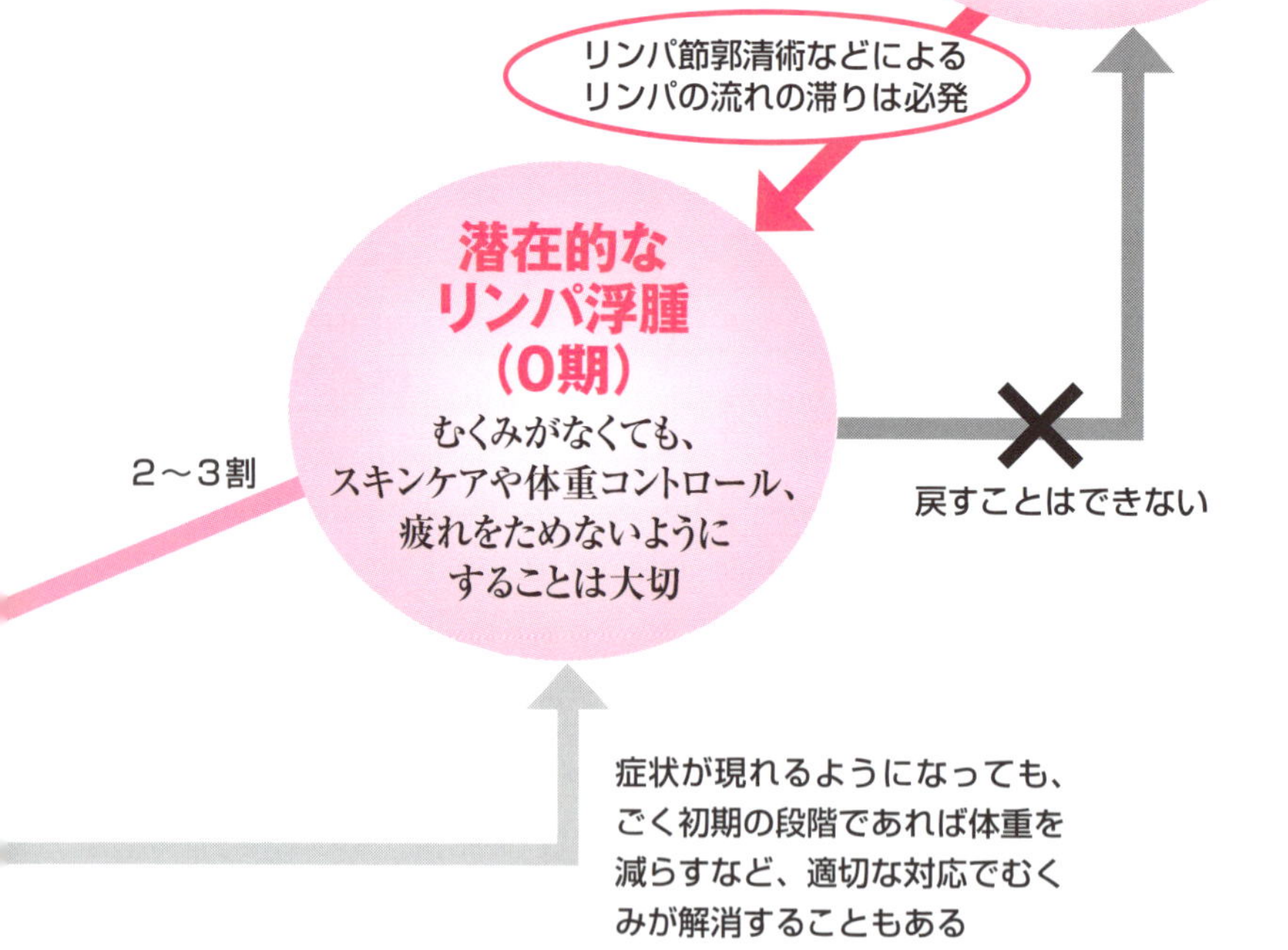

リンパ系が正常に機能し、流れに滞りがない
リンパ節郭清術などによるリンパの流れの滞りは必発
潜在的なリンパ浮腫（0期）
むくみがなくても、スキンケアや体重コントロール、疲れをためないようにすることは大切
2～3割
戻すことはできない
症状が現れるようになっても、ごく初期の段階であれば体重を減らすなど、適切な対応でむくみが解消することもある

「むくみやすさ」は治せない

　リンパの流れが悪化している以上、むくみやすい状態は続きます。むくみやすさへの対応は、症状があってもなくても続けていく必要があります。

リンパ管の状態は戻せないが悪化は防げる

「治す」という言葉を「治療により、リンパ浮腫によるむくみを出なくする」という意味とするならば、リンパ浮腫は治りません。

　場合によっては、リンパの流れを改善するための手術で症状が軽くなることもあります（→P60）。しかし、郭清したリンパ節や、そこに付随していたリンパ管を元どおりにできるわけではなく、手術を受ければその後の治療は不要になるとはいえないのです。

　ただ、適切なケアを続けていれば、むくみは改善します。よい状態を保てるようにケアしていれば、突然、「ゾウの脚」のように太くなることもありません。

むくんだ状態を放っておかない

むくみが生じているところでは、リンパ管の内圧が高まっています。この状態が続くと、やがてリンパ管硬化が生じます。リンパ管の内腔は狭まり、ますますむくみが悪化してしまいます。

リンパ管硬化を進めないためには、リンパの流れを促し、むくみを減らすことが重要です。

▼リンパ管硬化の進み方

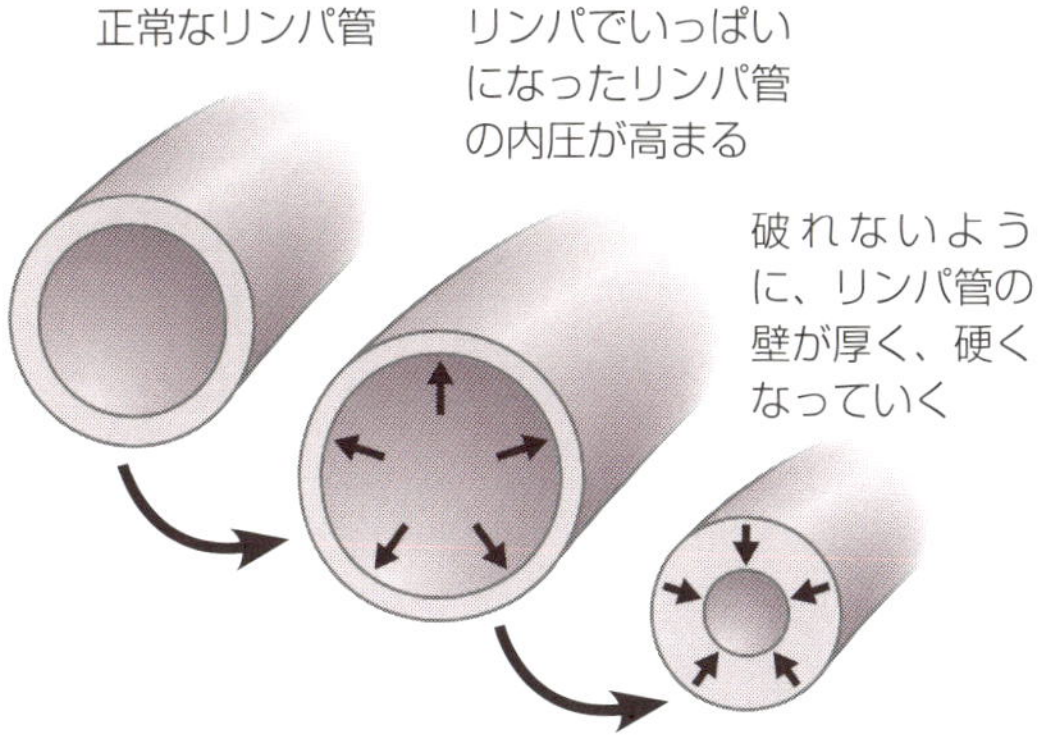
正常なリンパ管
リンパでいっぱいになったリンパ管の内圧が高まる
破れないように、リンパ管の壁が厚く、硬くなっていく

悪化を防ぐ鉄則

発症後は、「このままどんどん悪化していくのではないか」と心配になるかもしれません。しかし、適切なケアを続けていれば、重度のリンパ浮腫に進むことはまずありません。

症状に気づいたら早めに対応

リンパ浮腫への対応は、患者さん自身の毎日の取り組みが中心になります。症状があってもなくても、生活のなかで心がけたいことは共通します（→第２章）。

むくみ始めたら、弾性着衣を用いた圧迫療法なども始めます（→第３章、第４章）。

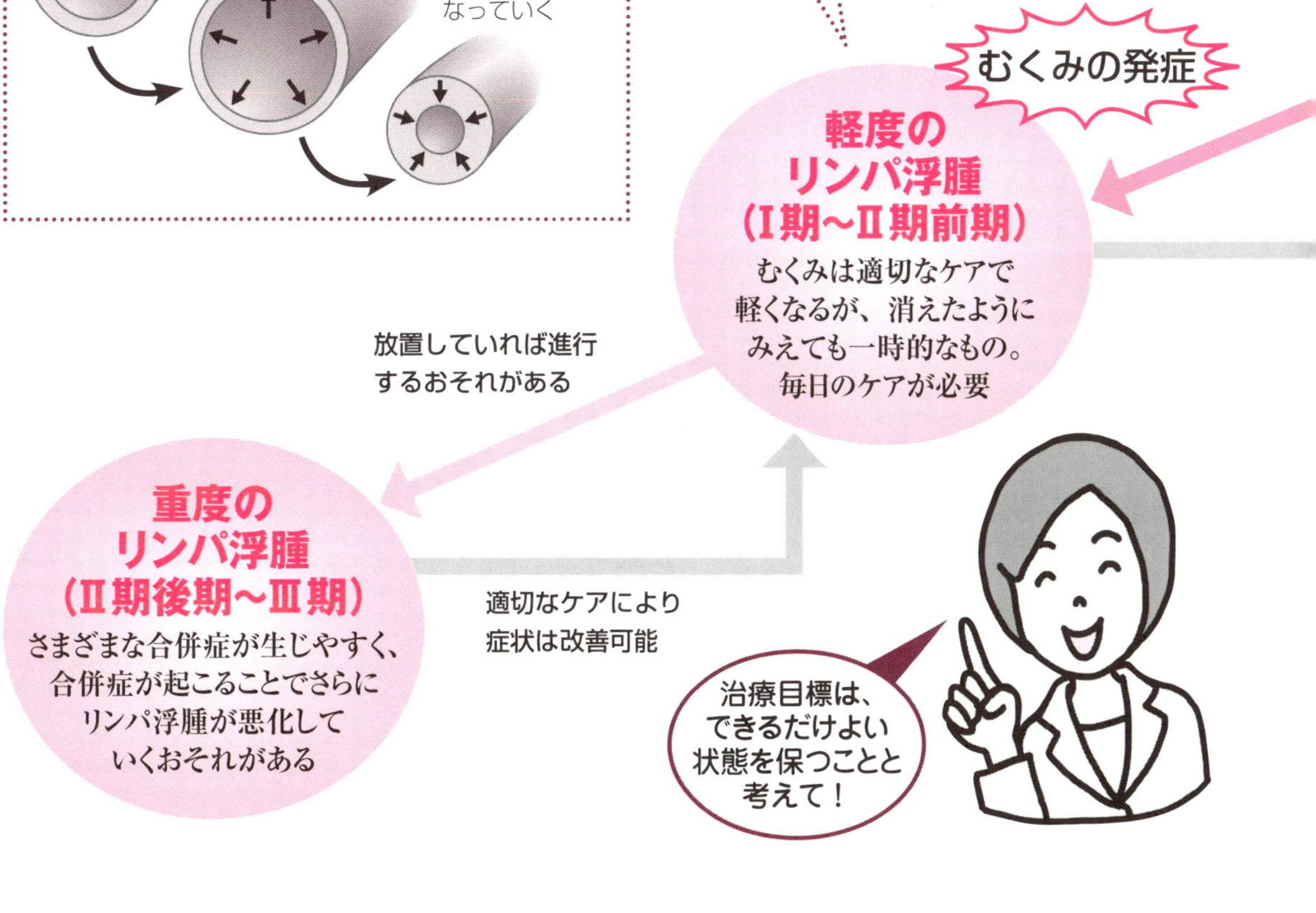
むくみの発症
軽度のリンパ浮腫（Ⅰ期～Ⅱ期前期）
むくみは適切なケアで軽くなるが、消えたようにみえても一時的なもの。毎日のケアが必要
放置していれば進行するおそれがある
重度のリンパ浮腫（Ⅱ期後期～Ⅲ期）
さまざまな合併症が生じやすく、合併症が起こることでさらにリンパ浮腫が悪化していくおそれがある
適切なケアにより症状は改善可能
治療目標は、できるだけよい状態を保つことと考えて！

Q6

なんとなく違和感があります。リンパ浮腫の症状でしょうか？

0期とI期の境界はあいまいなことも。別の原因による症状の可能性もあります。

軽いほど判断しにくい。判断を急ぐ必要もない

　リンパ浮腫は、ケガなどをきっかけに急に発症することもありますが、いつの間にかむくむようになっていたということもあります。じわじわと進行していく場合、症状が軽い初期段階であるほど、リンパ浮腫の症状かどうかの判断は難しくなります。

　早めに適切な対応をとることが大切といっても、医療機関での指導が必要な圧迫療法などは、症状が明らかな人を対象とするものです。発症したかどうかははっきりしない段階であれば、スキンケアや体重管理など、基本的な注意点を守りながら、様子をみていけばよいでしょう。

見分けにくい症状

　リンパ浮腫の症状かどうかわからず悩んでいたという人や、症状には気づいていても、別の原因だと思っていたという人もいます。

しびれやピリピリ感

むくみの症状が現れる前から、しびれやピリピリとした痛みを感じていたという人も少なくありません。ただ、がんの手術の影響で神経痛が続くこともあるため、しばらくは様子をみます。

下腹部や陰部の症状

骨盤内や鼠径部のリンパ節を郭清した場合、おなかや陰部にむくみが生じることがあります。けれど、むくみが現れていてもリンパ浮腫とは思わなかったという人が少なくありません。

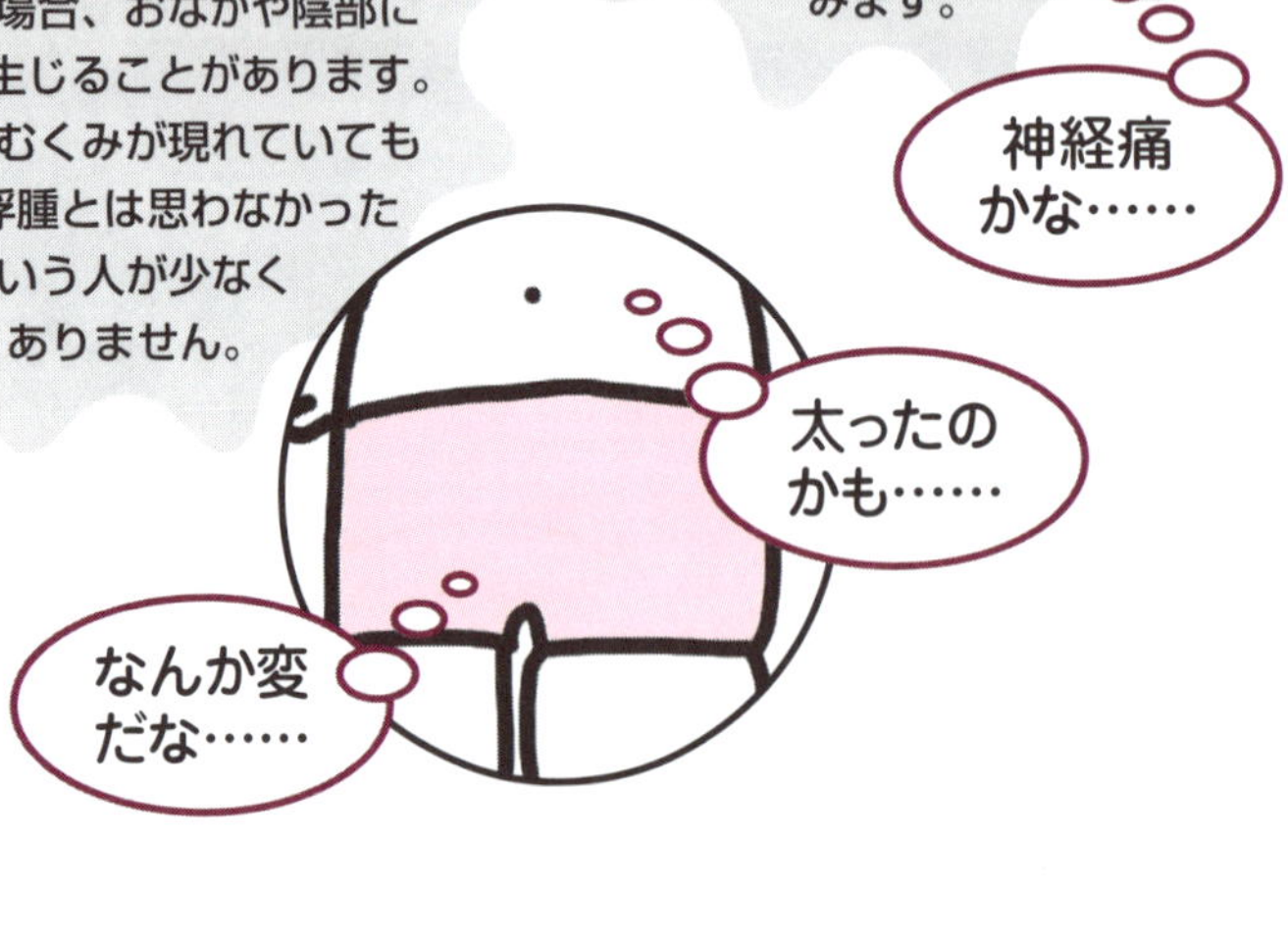

むくみの有無の確かめ方

むくみは徐々に進んでいくこともあります。腕や脚のだるさ、重さを感じているようなら、むくんでいないか確かめてみましょう。

つまむ

むくんでいるところは、皮膚をつまみにくくなります。リンパ浮腫は、通常、左右どちらかの腕または脚に現れます。左右、同じところをつまんでみて、違いがあるか、くらべてみましょう。

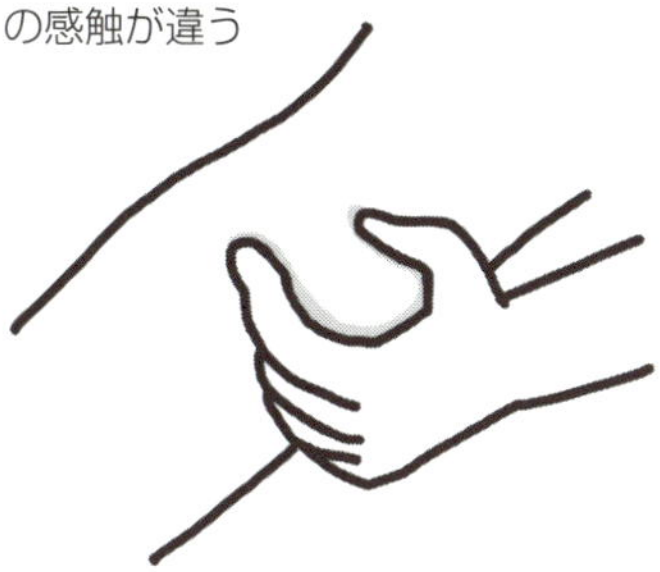

全身性のむくみなら左右同じようにつまみにくいが、リンパ浮腫は左右の感触が違う

押す

重さを感じている腕または脚の皮膚を、指で数秒間押してみましょう。指を離したあとも、くぼんだあとがついたままになるようなら、むくみがあると判断できます。

ただし、リンパ浮腫が進行すると皮膚が硬くなり、押してもくぼみにくくなります。

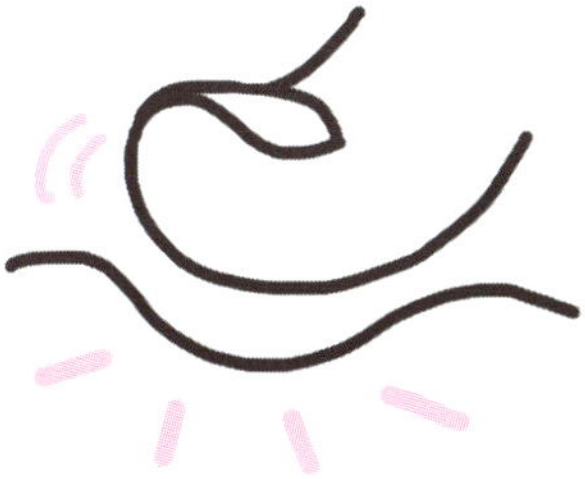

骨に当たるくらいまで、ギューッと押してみる

▼下肢の計測部位

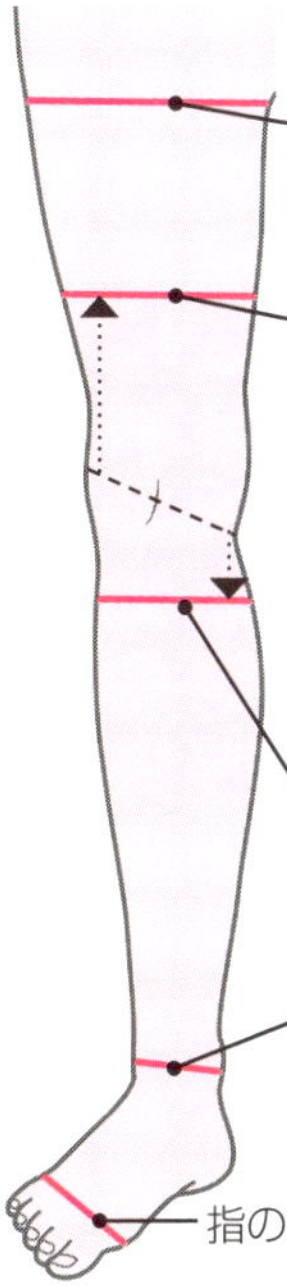
太もものつけ根の周囲
ひざ頭からつけ根側に10cmのところの周囲
ひざ裏から足側に5cmのところの周囲
足首の関節の周囲
指のつけ根の周囲

セルフチェックの際は、必ずしもこの部位でなくてもよいが、いつも同じ位置で測ることが大切

▼上肢の計測部位

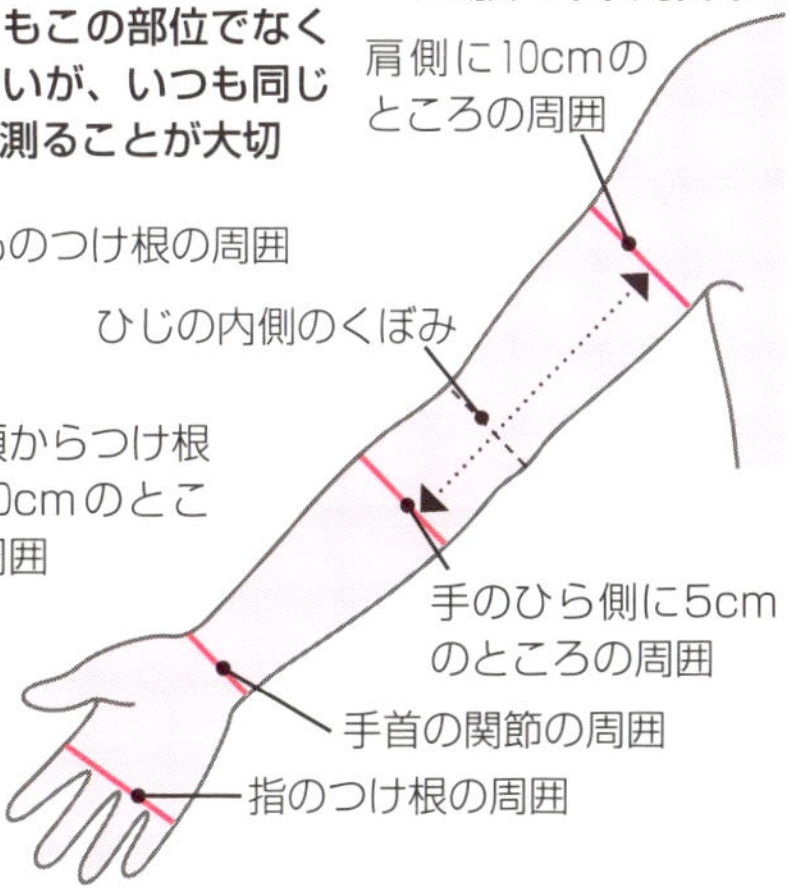
肩側に10cmのところの周囲
ひじの内側のくぼみ
手のひら側に5cmのところの周囲
手首の関節の周囲
指のつけ根の周囲

測る

上肢や下肢のむくみに左右差が出やすいのが、リンパ浮腫の特徴のひとつ。左右同じ位置で周囲を測り、その差をみることも判断の目安のひとつになります。

1～2cm以上太ければ、むくみあり

腕の場合、利き手側は反対側より若干太い場合もありますが、健康な人の場合、その差が 1cm を超えることはまずありません。

Q7

むくんだ皮膚がカサカサに。これも症状でしょうか？

リンパ浮腫があるところは皮膚にも症状が出やすくなります。スキンケアが必要です。

皮膚の症状は進行とともに現れやすい

　皮膚の状態は、リンパ浮腫がどれくらい進んでいるかをはかる目安のひとつとされます。それだけ、リンパ浮腫と皮膚の状態には密接な関係があります。リンパ浮腫によるむくみは皮膚の状態を悪化させ、皮膚の状態が悪化することで、さらにリンパ浮腫が進行していくという悪循環が生まれやすいのです。

　むくみの状態に目が向きがちですが、皮膚をよい状態に保つことは、リンパ浮腫の発症・悪化を防ぐうえでとても大切です。やわらかで、しっとりとした皮膚を保てるよう、スキンケアを心がけましょう。

むくみは皮膚に負担をかける

　むくんだ状態が続くと皮膚が荒れやすくなります。荒れた皮膚は細菌などの外敵の侵入を防ぎにくくなり、むくみの悪化やさまざまな合併症につながりやすくなります。

引き伸ばされる

風船をふくらませるとゴムは薄くなります。むくんだところも同じように皮膚の表面が引き伸ばされ、薄くなります。

乾燥しやすくなる

皮膚の保水力が低下し、乾燥して荒れやすくなります。

線維化が起きて硬くなる

組織にたまった水分のなかには、コラーゲンなどのタンパク質も多く含まれています。コラーゲンには皮膚の弾力性を保つ働きがありますが、たまりすぎると本来はやわらかな脂肪細胞が硬くなってしまいます。線維化といわれる現象です。

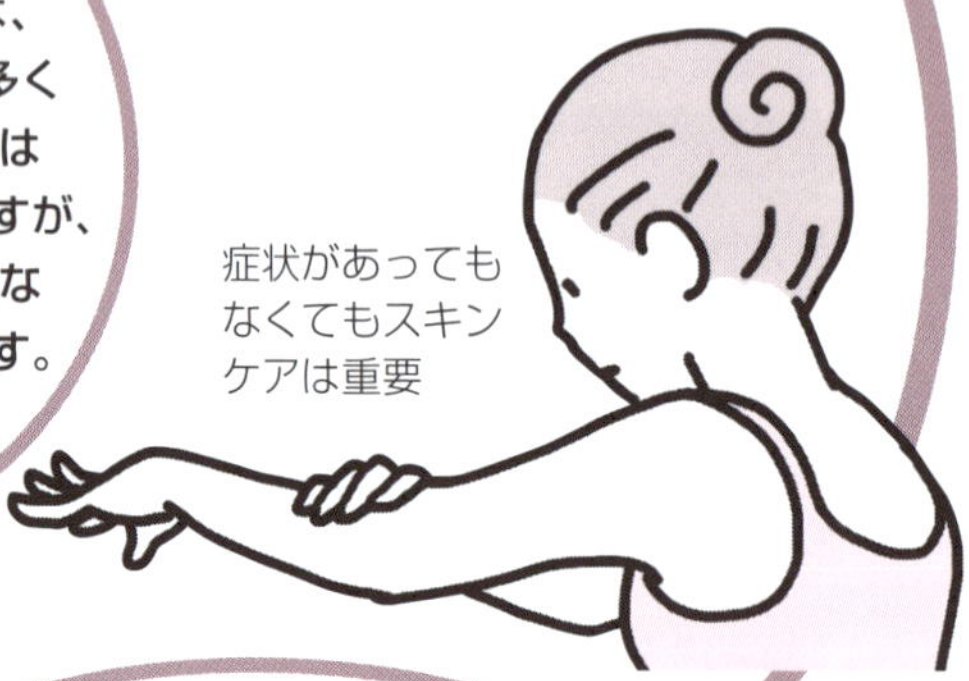

症状があってもなくてもスキンケアは重要

重症化すると起きやすいこと

リンパ浮腫が生じた状態をそのままにしておくと、状態は悪化しがち。下記のような症状がみられるようになることもあります。

蜂窩織炎《ほうかしきえん》

皮膚の状態が悪いと起きやすくなる（→ P24）

リンパ小疱《しょうほう》／リンパ漏《ろう》

リンパ管がいっぱいになると、リンパ管の一部が風船のようにふくらんで皮膚を押し上げ、小さな水疱をつくることがあります（リンパ小疱）。表面が破れて液体が漏れ出すこともあります（リンパ漏）。

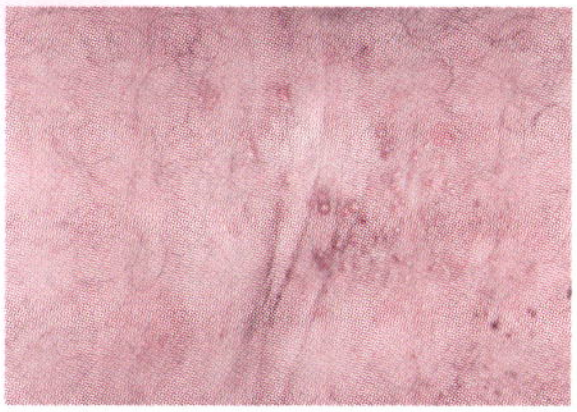

リンパ小疱。破れるとじくじくとした汁が出てくる

水虫

水虫は白癬菌《はくせんきん》という細菌の感染によって起こります。リンパの流れが滞っているところは水虫の傷から感染が起こりやすく、放置しておくと蜂窩織炎の原因になることもあります。

多毛

原因ははっきりしませんが、むくみのある腕や脚の体毛が濃くなることがあります。

潰瘍《かいよう》

リンパの流れが滞っていると、傷が治りにくく、皮膚が再生されずにえぐれたままの状態が続くこともあります。

象皮病

浮腫が進行すると、皮膚は硬く、厚みが増し、表面は乾燥してひび割れ、ゴワゴワとした感じになっていきます。むくみがひかず、太さも目立つ状態です。

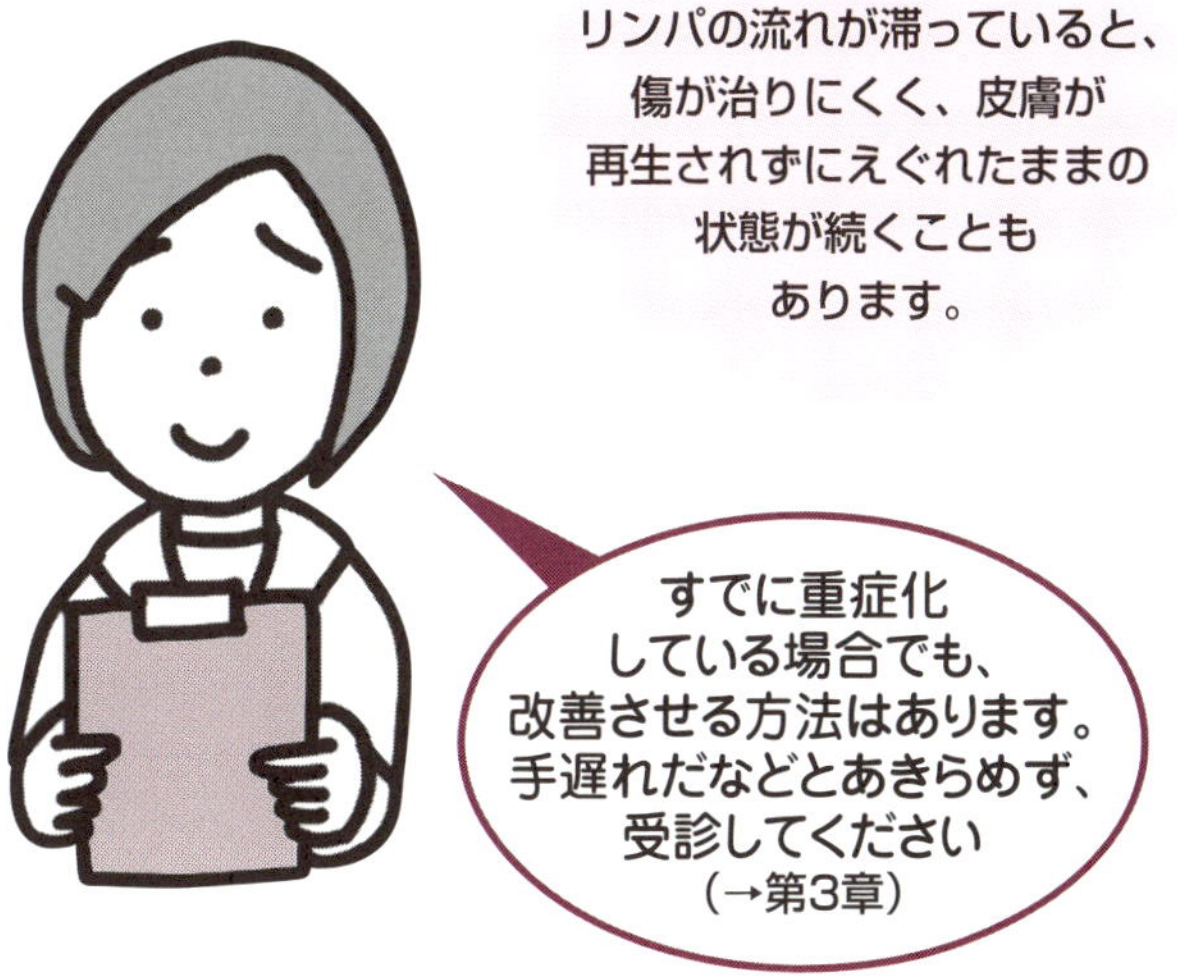
すでに重症化している場合でも、改善させる方法はあります。手遅れだなどとあきらめず、受診してください
（→第3章）

Q8

リンパ浮腫で起こりやすい蜂窩織炎《ほうかしきえん》ってなんですか？

皮膚の奥で起きる炎症が蜂窩織炎です。
皮膚の赤みと発熱が
蜂窩織炎のサインです。

炎症が起きやすい理由

皮膚表面の下にある真皮から皮下組織にかけて起きる炎症を、蜂窩織炎といいます。リンパ浮腫でむくんだ状態が続くと蜂窩織炎が起きやすくなるのには、いくつかの理由があります。

細菌が侵入しやすい

皮膚が荒れやすく、体の外から入り込んでくる細菌など、異物に対するバリア機能が低下している

とどまりやすい

リンパの流れが滞っているため、細菌が排除されないまま皮膚の奥にとどまりやすい

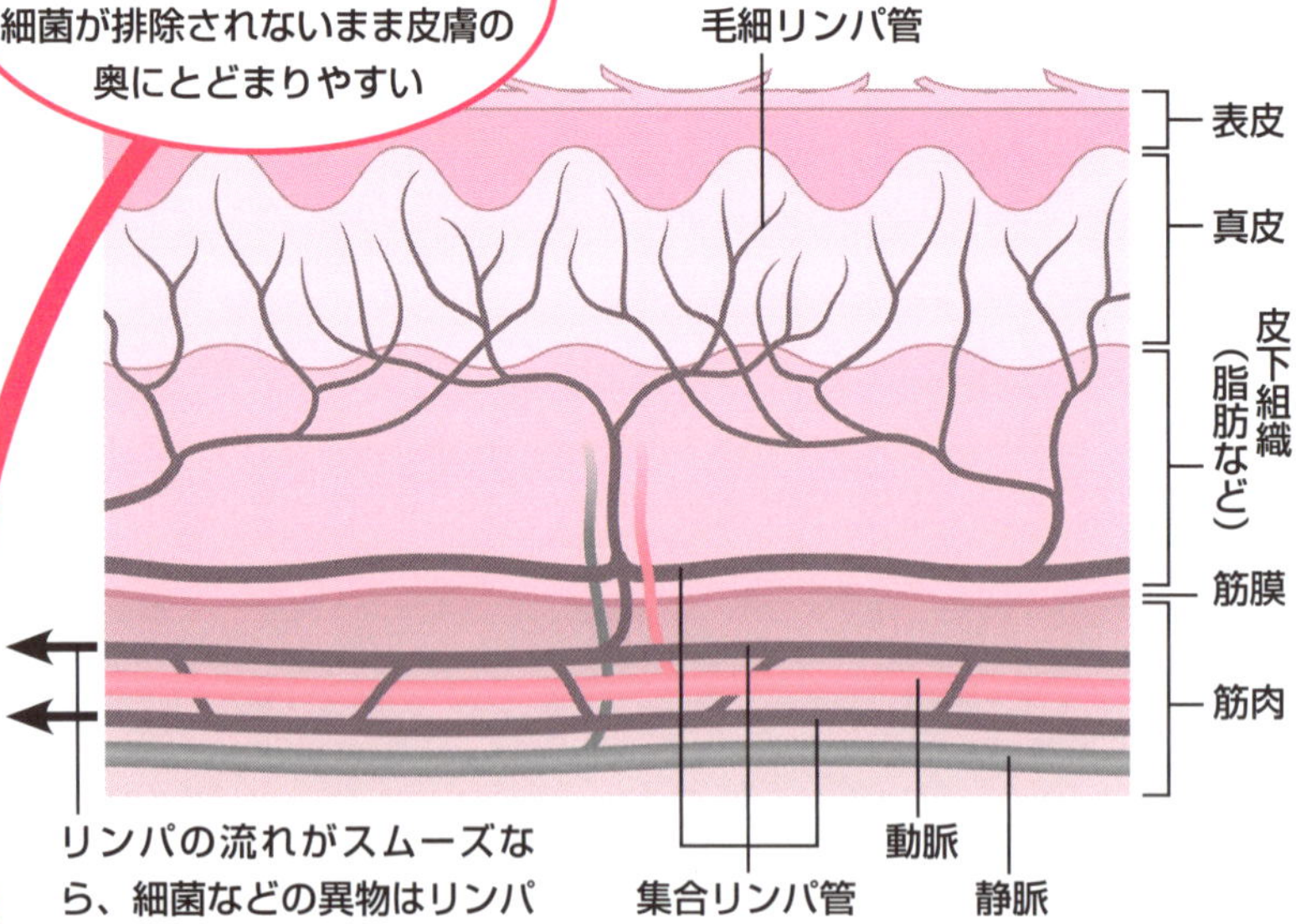

毛細リンパ管
表皮
真皮
皮下組織（脂肪など）
筋膜
筋肉
集合リンパ管
動脈
静脈

リンパの流れがスムーズなら、細菌などの異物はリンパ節に流れ込み、排除される

感染・炎症が生じる⇒蜂窩織炎の発症

真皮から皮下組織の間で細菌が増殖する（感染）。それに対して免疫反応が起こり、炎症が生じる

「蜂窩」とはハチの巣のこと

蜂窩織炎は、炎症を起こした組織を顕微鏡で調べると、ハチの巣のように見えることからつけられた名前です。皮膚の浅いところで起きる炎症は丹毒《たんどく》ともいいます。

蜂窩織炎の症状の特徴

リンパ浮腫の患者さんで、以下の３つの症状がすべてみられるときは、蜂窩織炎の疑いが濃厚です。

むくみがあるところ／むくむ可能性があるところと一致している

ふだんはむくみがないところや、発症するとは考えにくいようなところも、同じように赤くなっていたり発疹が出ていたりする場合には、リンパ浮腫以外の原因と考えられる

右脚のすねに発疹がみられる

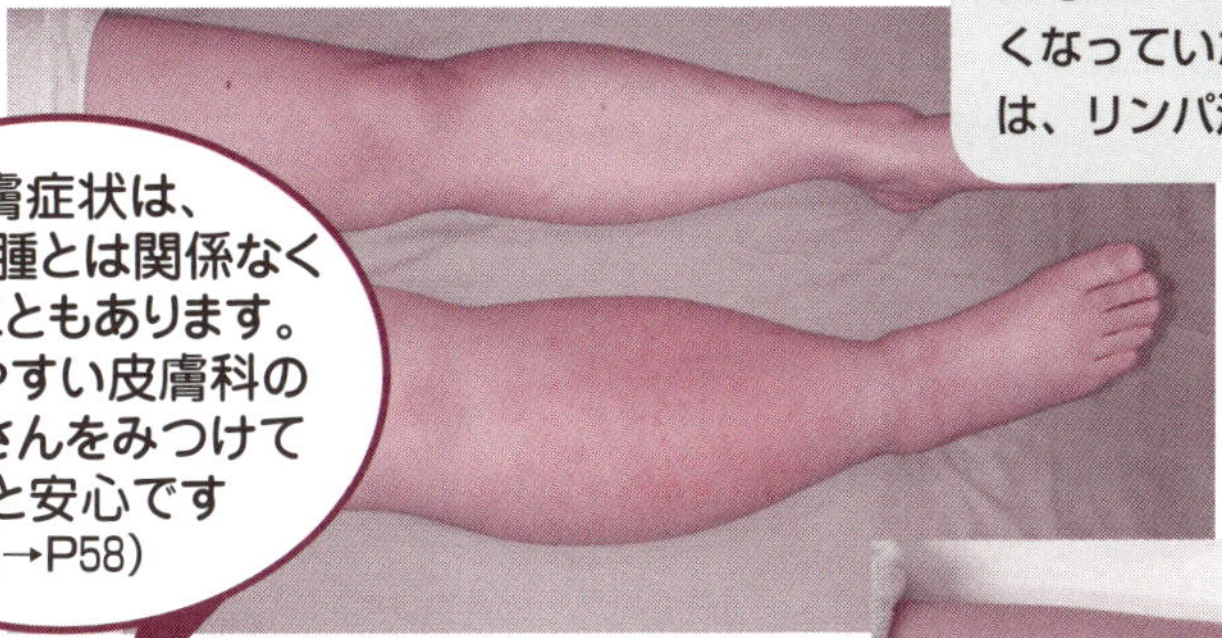

熱がある

広い範囲で炎症が生じるため、発熱することが多い

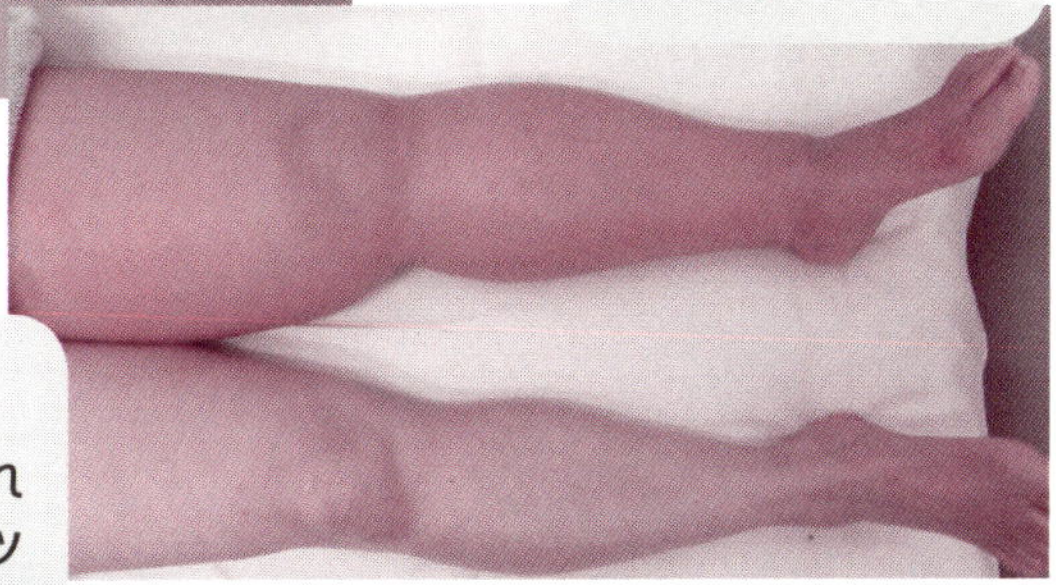

左脚が赤く腫れあがっている

赤くなっている

真っ赤に腫れることもあれば、発疹のようにポツポツ赤くなることもある

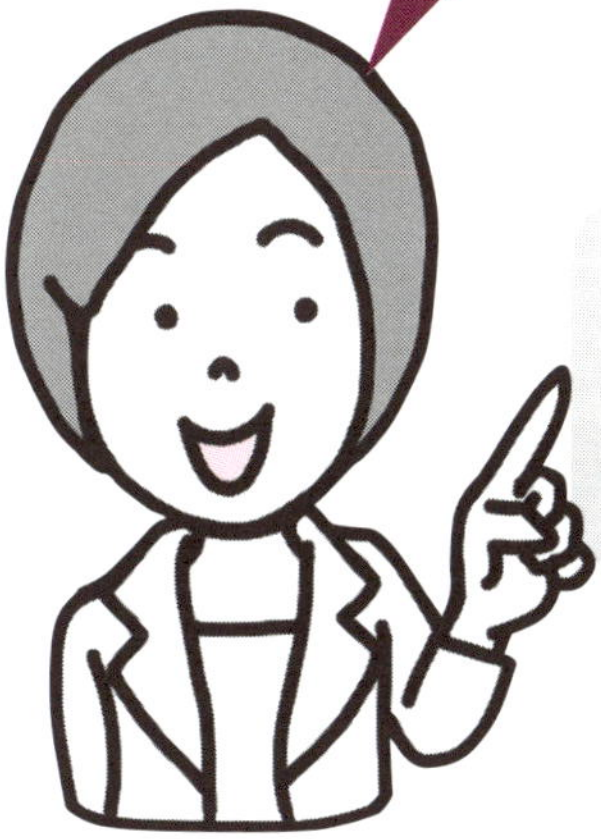

皮膚症状は、リンパ浮腫とは関係なく起こることもあります。相談しやすい皮膚科のお医者さんをみつけておくと安心です（→P58）

リンパ浮腫の悪化につながる面もある

炎症は、体内に入り込んだ異物を排除するために起こる免疫反応のひとつです。外敵をやっつけるための反応とはいえ、正常な組織にも負担がかかります。そこで、まずは皮膚で侵入を阻止し、それでも侵入してきた外敵は免疫細胞が待機しているリンパ節に送り込むことで、むやみに炎症が起こらないようになっています。

こうした「炎症を起こすことなく外敵を排除するしくみ」がうまく機能しないと、蜂窩織炎が生じやすくなります。

蜂窩織炎はリンパ浮腫が進むと起きやすい症状ですが、むくみの程度が軽ければ起こらないというわけではありません。蜂窩織炎をくり返すことで、症状が悪化するという面もあります。予防を心がけること、起きてしまったら長引かせないことが重要です（↓P58）。

リンパカフェの集いから①

痛み、ピリピリ感が気になる！

**リンパカフェは、がん研有明病院で開かれていた患者会（→ P98)。
リンパ浮腫をもつ人が集まり、ケアを担当するセラピストをまじえながら、
悩みや体験を話し合ってきました。その一部を紹介していきます。**

（　　　……患者さん。会話の内容はリンパカフェの記録をもとに、再構成しています）

Aさん　乳房を切除したところがピリピリします。腫れてはいないのですが、リンパがたまっているせいではないのかしら？

Bさん　私は痛みがあって受診したら、医師に手術の傷による痛みだと言われました。リンパ浮腫は痛まないのですか？

セラピスト　教科書的には、基本的に浮腫は痛まないものとされているのですが、ピリピリした痛みを感じていたら、むくんできたという人もいます。ただ、手術は神経に影響することもありますから、手術の後遺症とも考えられます。

Cさん　手術して９年半になりますが、疲れているときなどは、今でもチリチリと痛くなります。ブラジャーもダメで、私は出かけるときだけがまんしてつけている状態です。これはもう、一生つきあっていくしかないのかしら？

司会者　下着はいろいろ試してみるといいですよ（→ P32)。なにが原因で痛いのか、手術後、月日が経つほどわからなくなりますよね。心配すればするほど痛みが強くなったりしますし……。受診してよいか迷う方も多いようですね。

セラピスト　悩んでいるならケアの対象だと思います。むくみのつらさは伝わりにくいものです。主治医の先生に強く訴えてみてください。リンパ浮腫の可能性がある人であれば、リンパ浮腫外来などに紹介してもらえるはずです（→ P48)。

第2章

してもいいこと、避けたいこと

リンパ浮腫が発症・悪化するきっかけは人によって違いますが、
どんなときに悪化しやすいか、なにをすると楽になるか、
おおよその傾向は共通しています。
それがわかっていれば、むやみにリンパ浮腫への影響を
心配することなく暮らしていけるでしょう。

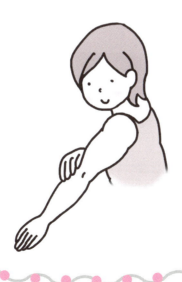

Q9 仕事や家事で避けるべきことはありますか？

絶対に避けるべきことがあるわけではありません。なにをするにせよ負担のかけすぎに注意します。

3つの点に注意しよう

なにごとも、強い疲労感を覚えるほどがんばりすぎるのは避けたほうがよいでしょう。腕や脚の負担だけ減らせばよいというわけではありません。

1 作業時間

手を使う作業を長時間続けていると、とくに腕の負担が大きくなりがちです。家事のように作業内容は次々に変わる場合でも、休みなく続けていると腕にも脚にも負担がかかります。休憩をとりましょう。

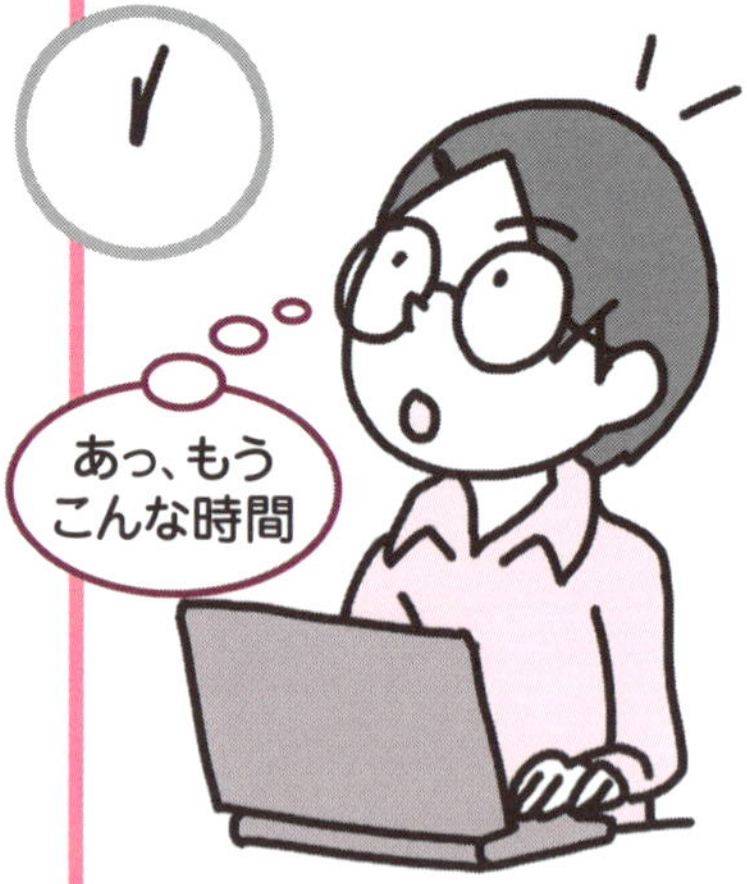

力仕事でなくても、長時間続けていると負担が大きい

2 疲労感

過労がきっかけでリンパ浮腫の症状が起こるようになったり、症状が悪化したりする人が目立ちます。疲れはためないようにします。

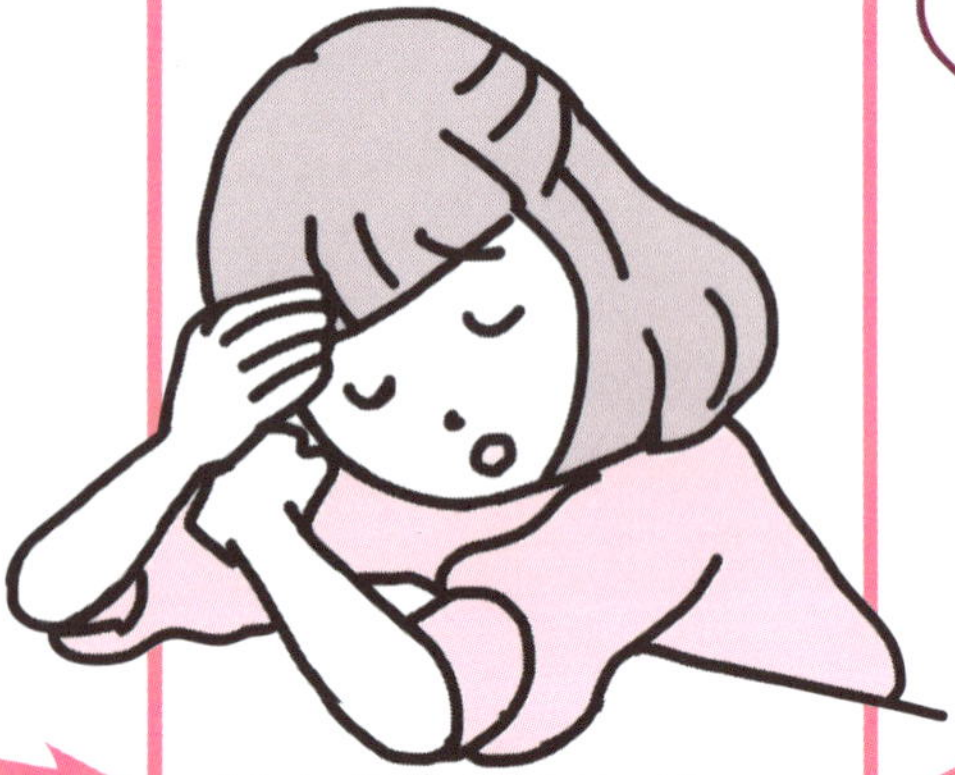

疲れを感じたときには、横になって休むほうがよい（→ P67）

疲労がたまると

発症・悪化

これまでどおりでよいが がんばりすぎないで

リンパ浮腫の症状は、毎日の暮らし方によって左右される面があります。しかし、行動の一つひとつを「これはダメ」「これはいい」と単純に分類できるわけではありません。ですから、リンパ浮腫になる前と後で、なにか大きく生活を変えなければならないわけではないのです。

ただ、なにをするにせよ、くたびれきってしまうほどがんばるのは症状によい影響を与えません。症状の現れ方をみながら、無理のない生活を心がけましょう。

3 姿勢

同じ姿勢を長時間続けていると、リンパの流れが悪化しがちです。作業の合間に体を動かす工夫が必要です。

▼避けたいのは……

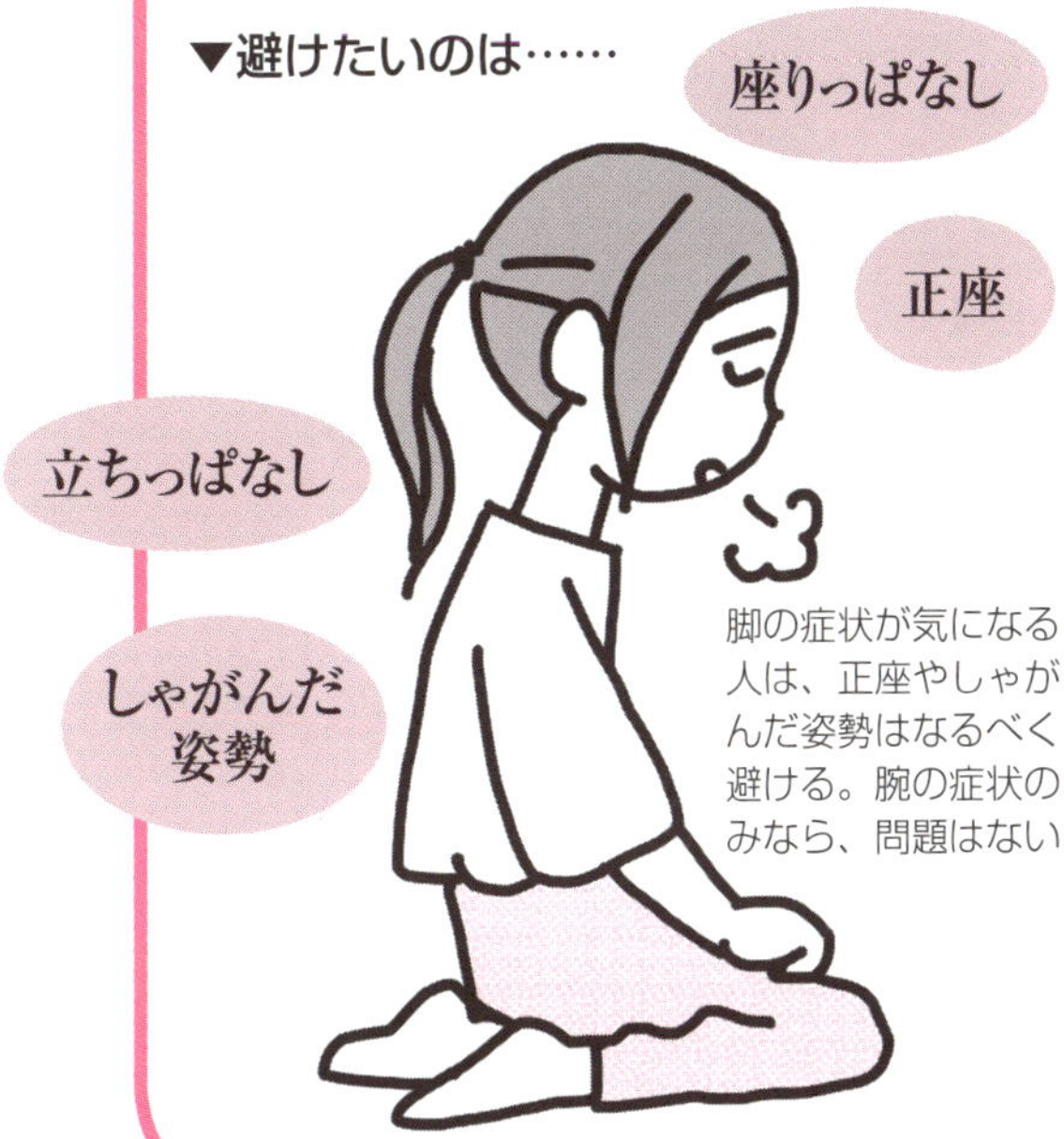
座りっぱなし
正座
立ちっぱなし
しゃがんだ姿勢

脚の症状が気になる人は、正座やしゃがんだ姿勢はなるべく避ける。腕の症状のみなら、問題はない

ONE MORE Q 重いものは持たないようにしたほうがよいのですか？

引っ越しのあとや、雪かきをしたあとに発症・悪化したなどという人もいますが、ふだんの生活のなかで一時的に荷物を移動させる程度なら、とくに問題はありません。

腕に関していえば、重いものを持ったことより、編みものや書きものなどの細かい作業を長時間続けていて症状がひどくなったという人のほうが目立ちます。「やりすぎ」に注意しましょう。

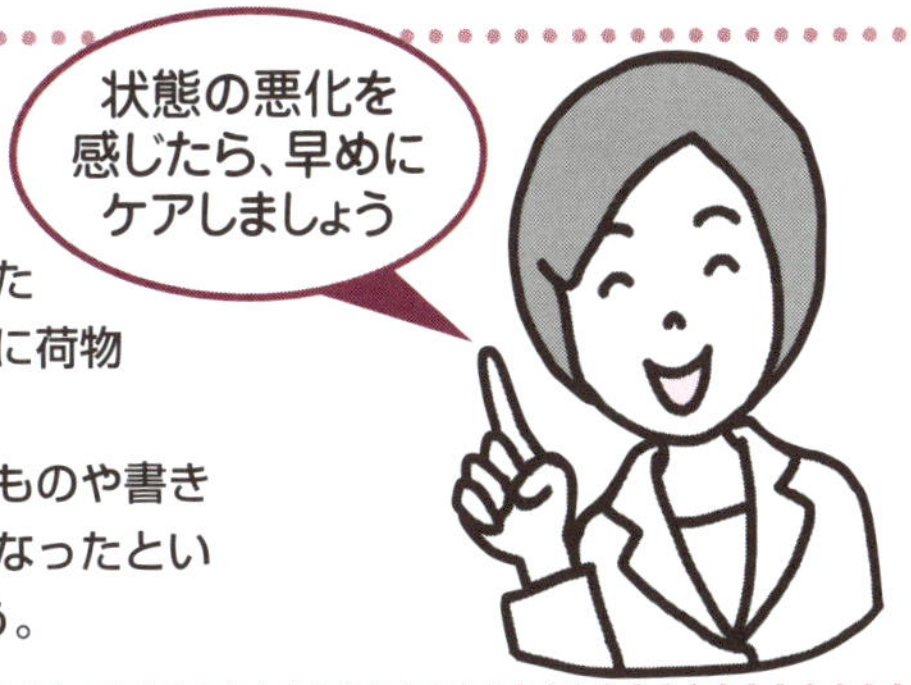
状態の悪化を感じたら、早めにケアしましょう

Q10

日焼けや虫刺されは絶対に避けたほうがいいの？

皮膚は傷つけないほうがよいのですが、多少の傷ならきちんと手当てすれば大丈夫です。

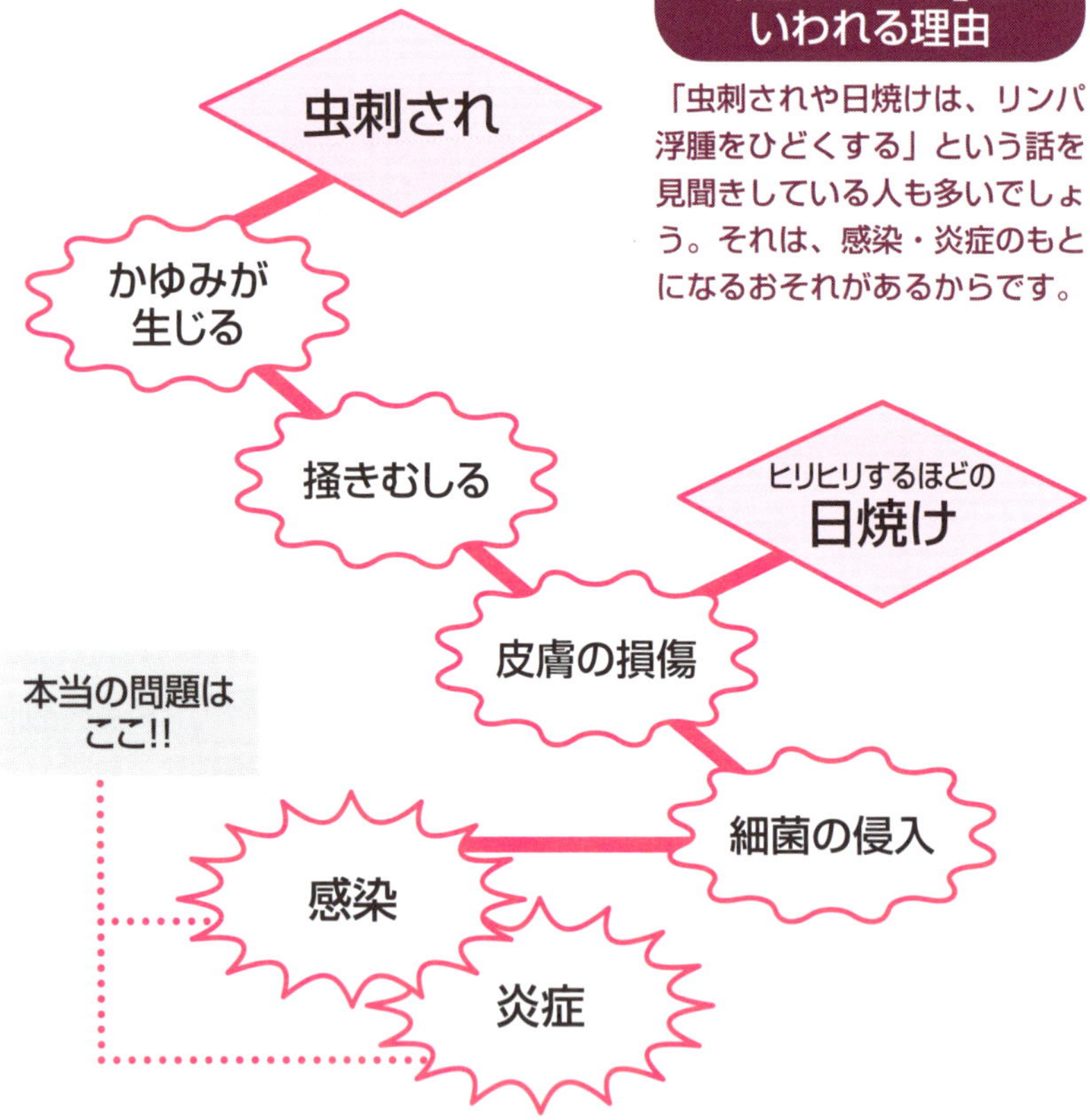

虫刺され
かゆみが生じる
掻きむしる
ヒリヒリするほどの
日焼け
皮膚の損傷
細菌の侵入
感染
炎症
本当の問題はここ!!

「避けるべき」といわれる理由

「虫刺されや日焼けは、リンパ浮腫をひどくする」という話を見聞きしている人も多いでしょう。それは、感染・炎症のもとになるおそれがあるからです。

避けにくいことは適切に対処すればいい

リンパ浮腫について解説したパンフレットなどには、たいてい「気をつけるべきこと」が列挙されています。なかでも患者さんを戸惑わせるのが「虫刺されに注意」という点です。一年中、虫に刺されないようにするのは難しいもの。不安に思う声も聞かれます。

けれど、本当の問題は虫刺されそのものではなく、かゆみのために皮膚を掻き壊し、感染のきっかけになりやすいという点です。蚊が多いところに出るときは、虫よけスプレーを利用するなどの対策とともに、刺されたあとの適切な対処のしかたを知り、実践することが大切です。

早めの手当てで悪化は防げる

リンパ浮腫の発症・悪化を引き起こす要因として、ほぼ確実なのは感染です。皮膚が傷つけば、そこから細菌が入り込み、感染するおそれがあります。

皮膚を傷つけてしまったら、早めに手当てすることが大切です。

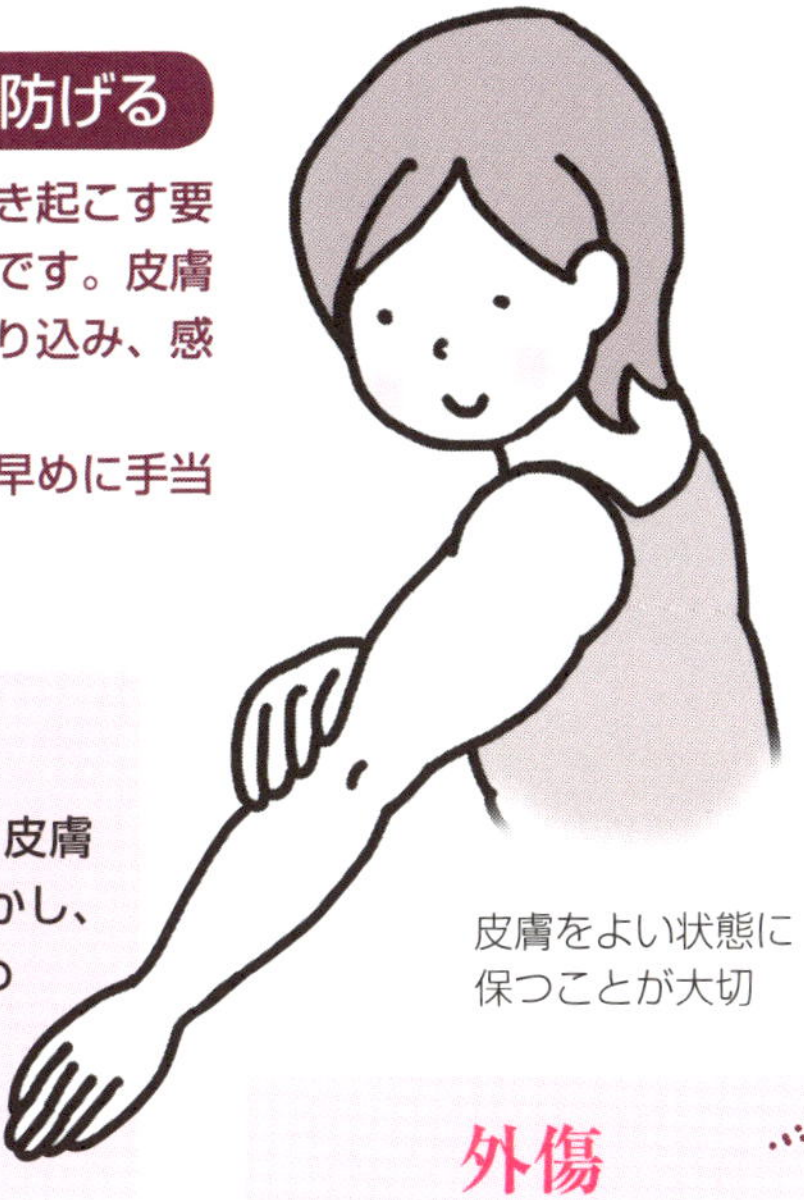

皮膚をよい状態に保つことが大切

虫刺され

かゆみを感じたら、すぐにかゆみ止めの薬を塗って掻かないようにしましょう。かゆみが強いときは、皮膚科で薬を処方してもらうのが安心です。

日焼け

紫外線に当たりすぎると、皮膚は軽い炎症を起こします。しかし、ふだんは外出時に日焼け止めを塗る程度で問題ありません。長時間、戸外で過ごして肌が赤くなった場合などは、帰宅後しっかり冷やしてほてりを冷ましておきましょう。

外傷

ケガをしてできた傷は水道水で洗い流します。小さな傷は、炎症や腫れがひどくならなければ、そのまま様子を見ればよいでしょう。切り傷だけでなくアイロンがけや調理中のやけども同様です。

大きなケガなら、医療機関を受診してください。

むだ毛の処理に注意

カミソリや電気シェーバーは皮膚を傷つけることが多く、除毛クリームはかぶれて炎症を起こすことがあります。必要最低限にとどめ、処理後は保湿クリームを塗っておきます。

レーザー脱毛や光脱毛などを受けたいときには、皮膚科の医師にリンパ浮腫があることを告げたうえで、相談してください。

水虫などは確実に治療

皮膚の病気がある場合には、皮膚科で治療しておきます。

ONE MORE Q

「庭仕事に注意」とされるのはなぜですか？

草むしりをはじめ、庭仕事（ガーデニング）は、戸外でしゃがんだ姿勢でおこなう作業が多く、葉や枝を扱うときに細かい傷ができてしまう危険もあるからです。

しかし、十分に対策したうえで楽しむなら、問題はありません。

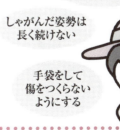

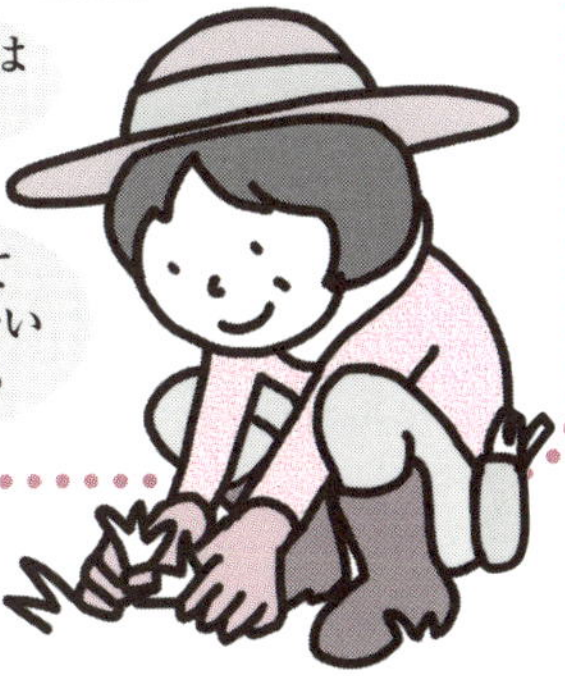
日焼け・虫よけ対策をしっかり
しゃがんだ姿勢は長く続けない
手袋をして傷をつくらないようにする

Q11

きつめの下着や靴は症状を悪化させるの？

下着や靴は、脱いだあとがくっきりつくようなものを無理に使い続けるのはやめましょう。

不快なほどの締めつけはリンパの流れにも影響する

下着や服、靴、指輪などがきつくなってきて、むくみに気づくこともあります。無理をすれば着られる、はけるくらいのものでも、つけていて不快感があるようなら使用は控えましょう。

リンパの流れが悪化しているのは、むくみのあるところだけではありません。むくんだ部分にたまっているリンパが、鎖骨下の静脈に戻っていくルートの途中を強く締めつければ、リンパはますます流れにくくなってしまいます。リンパの逆流が起こり、むくみが強くなったり、むくむ範囲が広くなってしまったりするおそれもあります。

部分的な締めつけに注意

腕や脚のリンパは、最終的には鎖骨の下の静脈まで戻っていきます。むくみのある部分だけでなく、リンパが戻るルートはどこも締めつけないほうがよいのです。

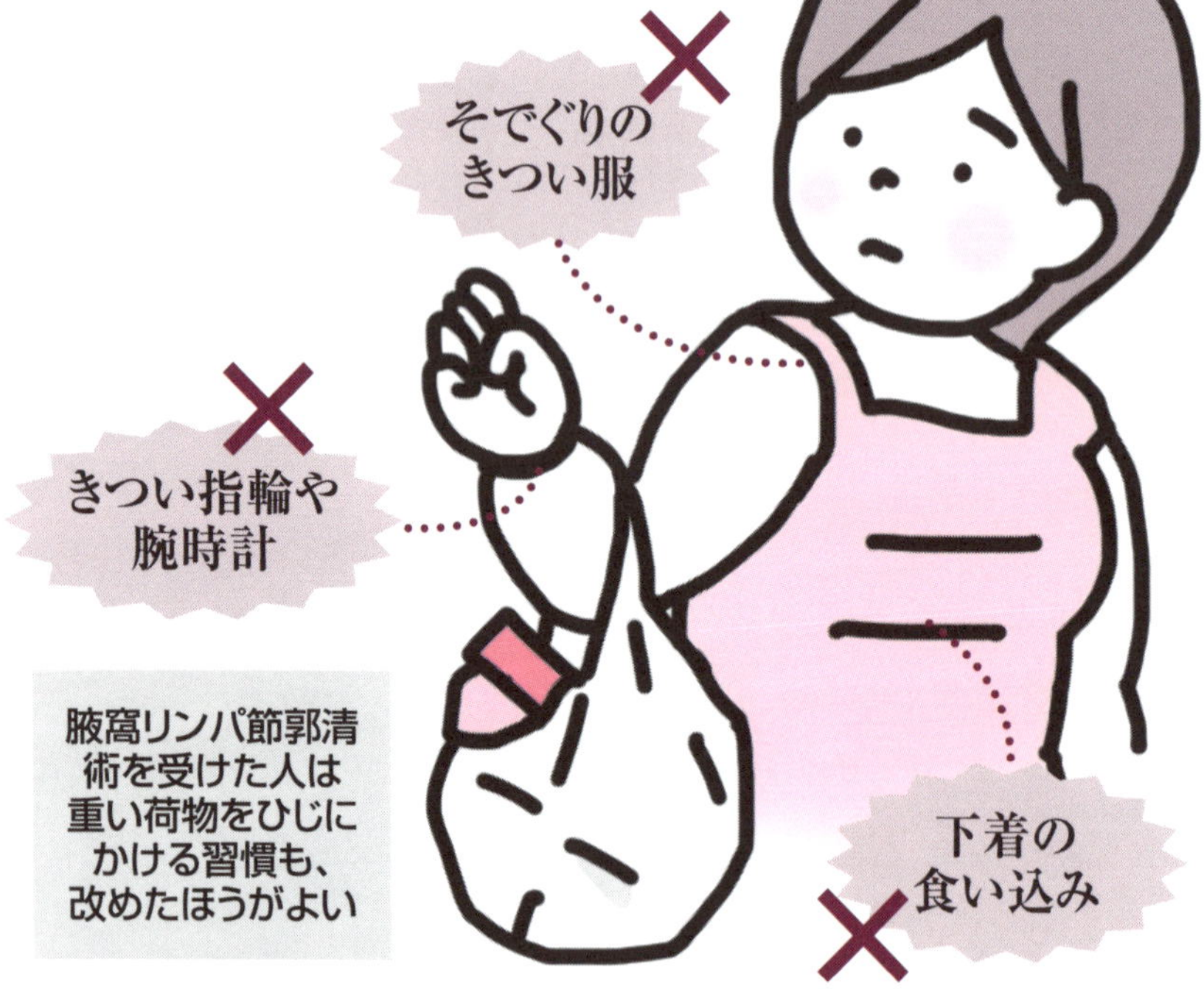

そでぐりのきつい服
きつい指輪や腕時計
下着の食い込み
腋窩リンパ節郭清術を受けた人は重い荷物をひじにかける習慣も、改めたほうがよい

選び方に困ったときのヒント

下着や靴は、ゆったりとしたものを選ぶのが基本ですが、サイズが大きすぎるものを使うのも快適とはいえません。心地よく着られるもの、はけるものを探してみましょう。

靴はやわらかな素材で全体をつつむものを

下肢のリンパ浮腫では、サイズの合わない靴を無理に履いていると、靴擦れで皮膚に傷をつくってしまうこともあります。足の状態に合った負担なく履ける靴を選びましょう。

左右でサイズが大きく異なる場合には、むくんだ側に合わせ、反対側は中敷で調整します。

インターネットの通販サイトでは、左右で異なるサイズを選べるショップもあります。

▼履きやすい靴のタイプ

ウォーキングシューズ

介護シューズ

ムートンブーツ

足の甲まで覆うデザインのものがよい

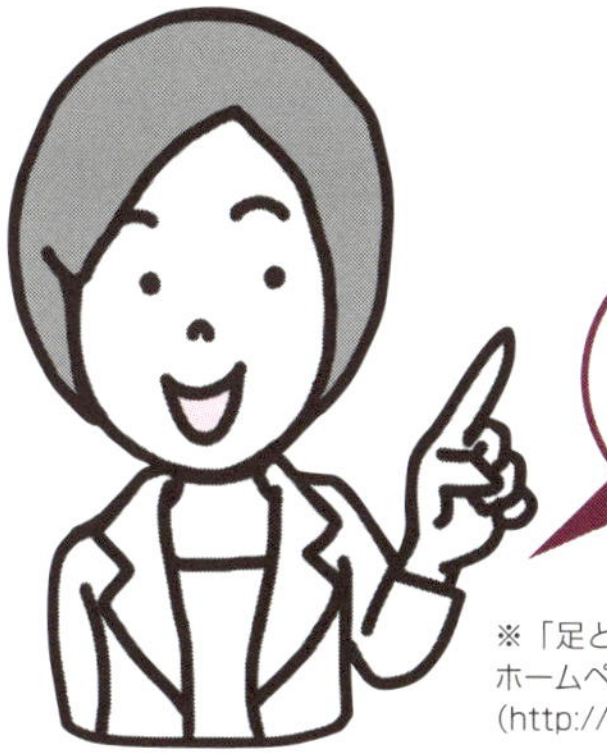
インターネット販売が主力のメーカーも数多くあります。いろいろ試してみましょう
靴選びに困っているときは、シューフィッターのいるお店※で相談してみるのもよいでしょう

※「足と靴と健康協議会」のホームページで検索できる（http://fha.gr.jp/search）

下着は締め付けの少ないものを

ワイヤーや縫い目の部分が食い込み、不快感が強いようなら、無理に使い続けるのは避けましょう。

手頃な価格で、着け心地のよい下着も増えているので、試してみましょう。

ワイヤレス

ブラジャーはワイヤー部分が食い込みやすい。ワイヤレスでも、しっかりフィットするタイプのものを選ぼう

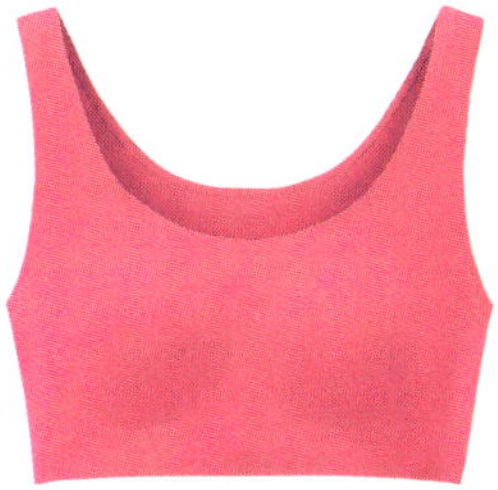

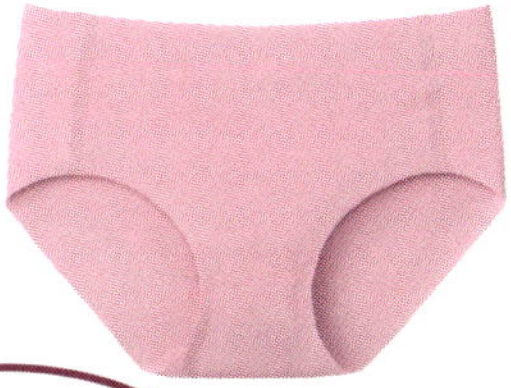

シームレス

縫い目がないタイプの下着もある

ガードルの使用は注意が必要

ガードルは一般に締めつけが強いものが多いので、脚にリンパ浮腫がある場合には、はかないほうがよいでしょう。

陰部などのむくみだけなら、リンパ浮腫専用のガードルや、ゆるめのガードルを使って圧迫してもかまいません（→ P73）。

Q12

指圧や筋肉マッサージを受けてもいいですか?

リンパ浮腫の改善が目的なら、強すぎる力を加えるのは逆効果です。

強く押すことで起こること

各種のマッサージ店や指圧治療院などでおこなわれている施術は、リンパ浮腫の改善を目的としたものではありません。とくにむくんでいるところは、強い力を加えないほうがよいでしょう。

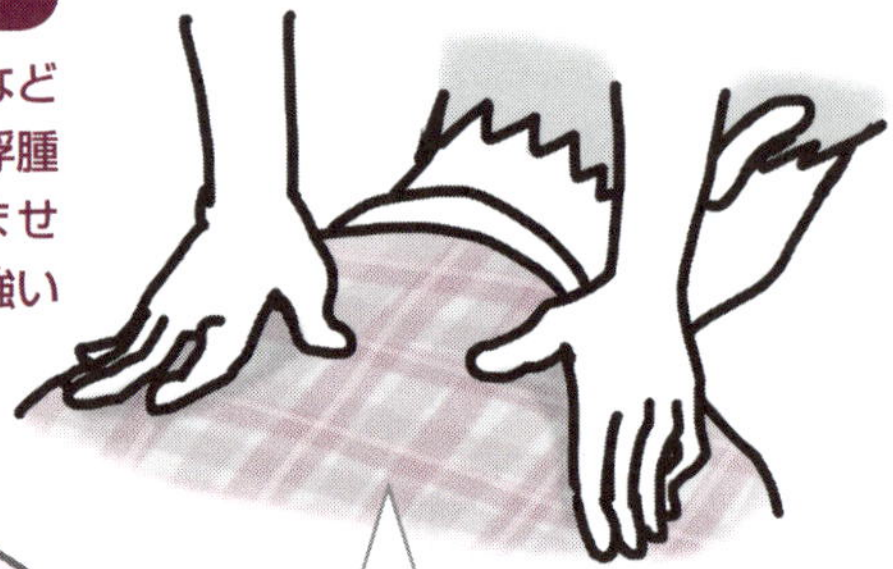

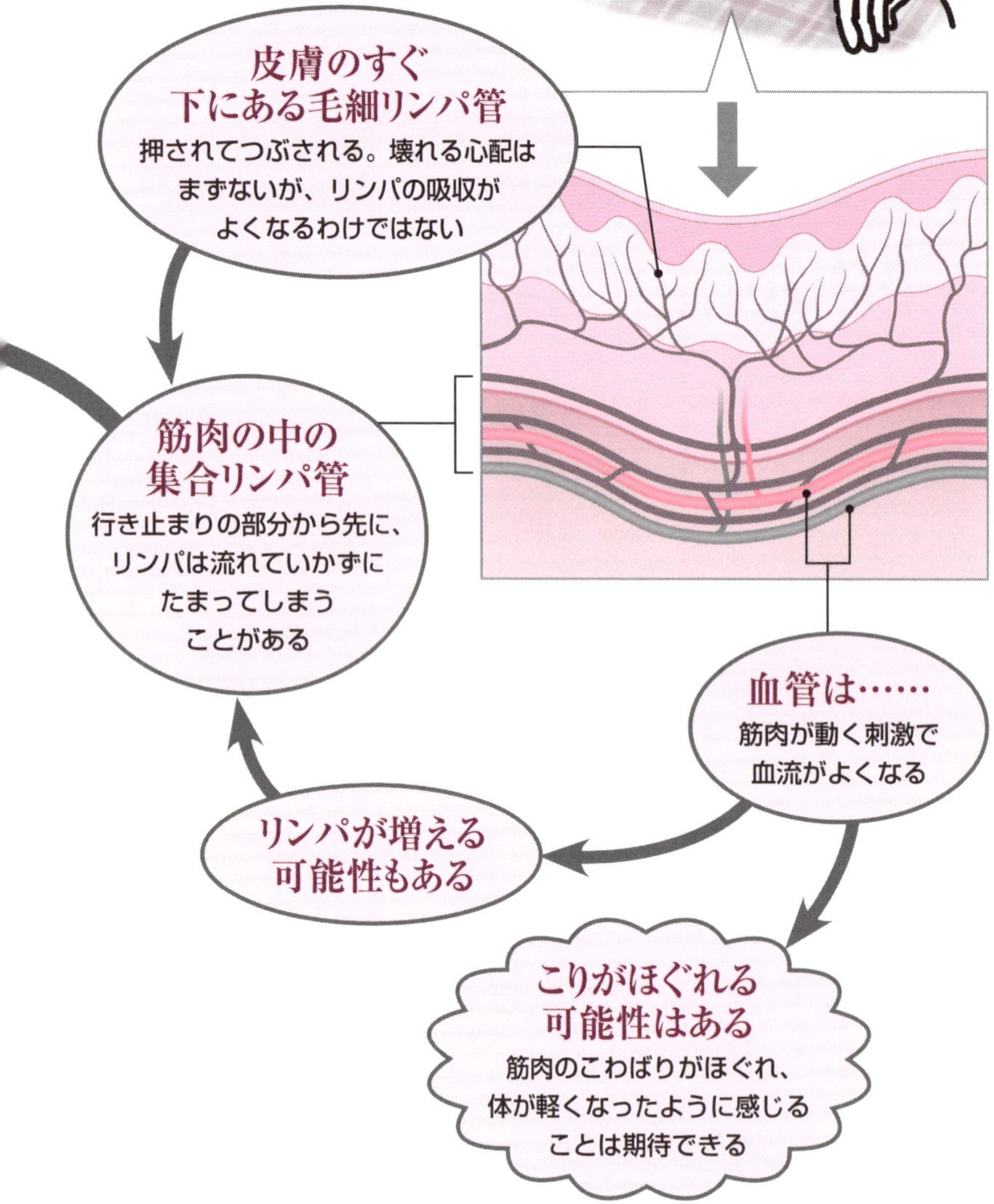
皮膚のすぐ下にある毛細リンパ管
押されてつぶされる。壊れる心配はまずないが、リンパの吸収がよくなるわけではない
筋肉の中の集合リンパ管
行き止まりの部分から先に、リンパは流れていかずにたまってしまうことがある
血管は……
筋肉が動く刺激で血流がよくなる
リンパが増える可能性もある
こりがほぐれる可能性はある
筋肉のこわばりがほぐれ、体が軽くなったように感じることは期待できる

受けてもよいが様子をみながら

体が重い、だるいと感じているときに指圧やマッサージで筋肉をもみほぐしてもらうと、「痛いけど気持ちいい」と感じられることが多いもの。リンパ浮腫があっても、受けてよいなら受けてみたいという声もあります。

体の外側から指で強く押したくらいで、リンパ管が壊れる心配はありません。一方で、行き止まりのルートにいくらリンパを流し込んでも、浮腫は改善しません。むしろ、行き場を失ったリンパが逆流してきて、むくみが強まるおそれもあります。

それでも受けてみたいということであれば、一度、試してみるのはよいでしょう。施術後、腫れてくるようなことがあれば、その後の利用は控えるのが賢明です。

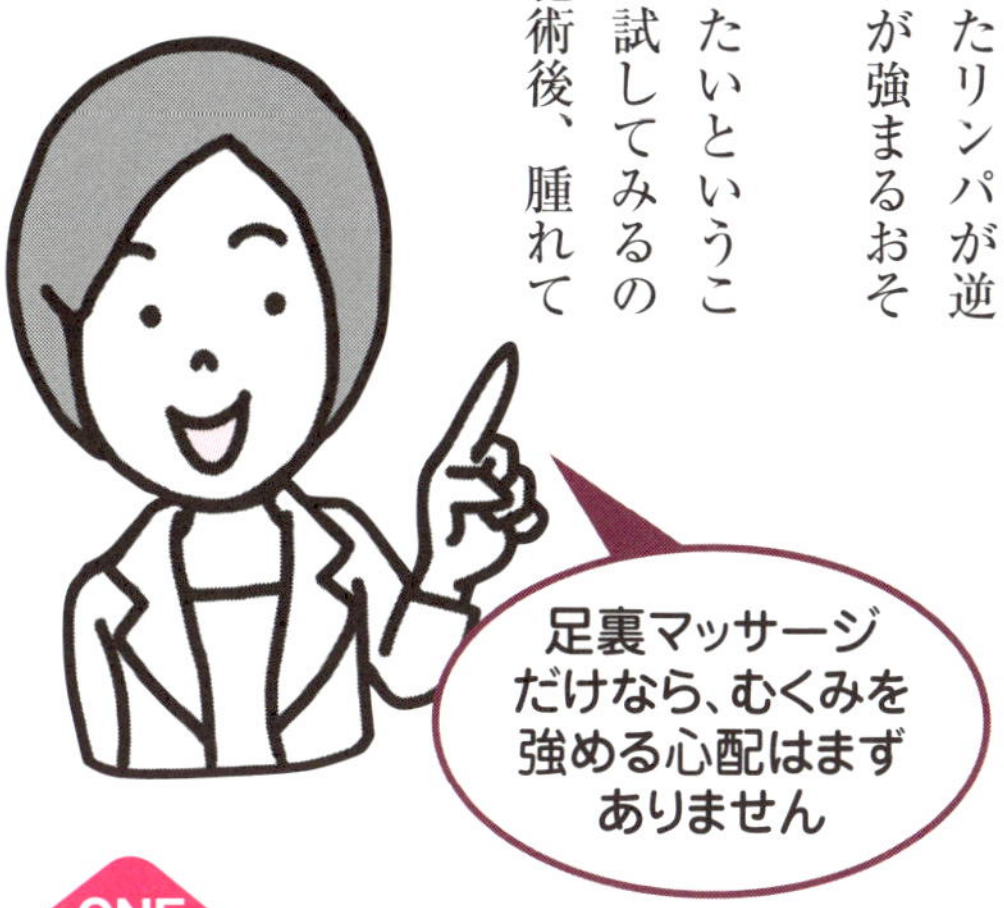
足裏マッサージだけなら、むくみを強める心配はまずありません

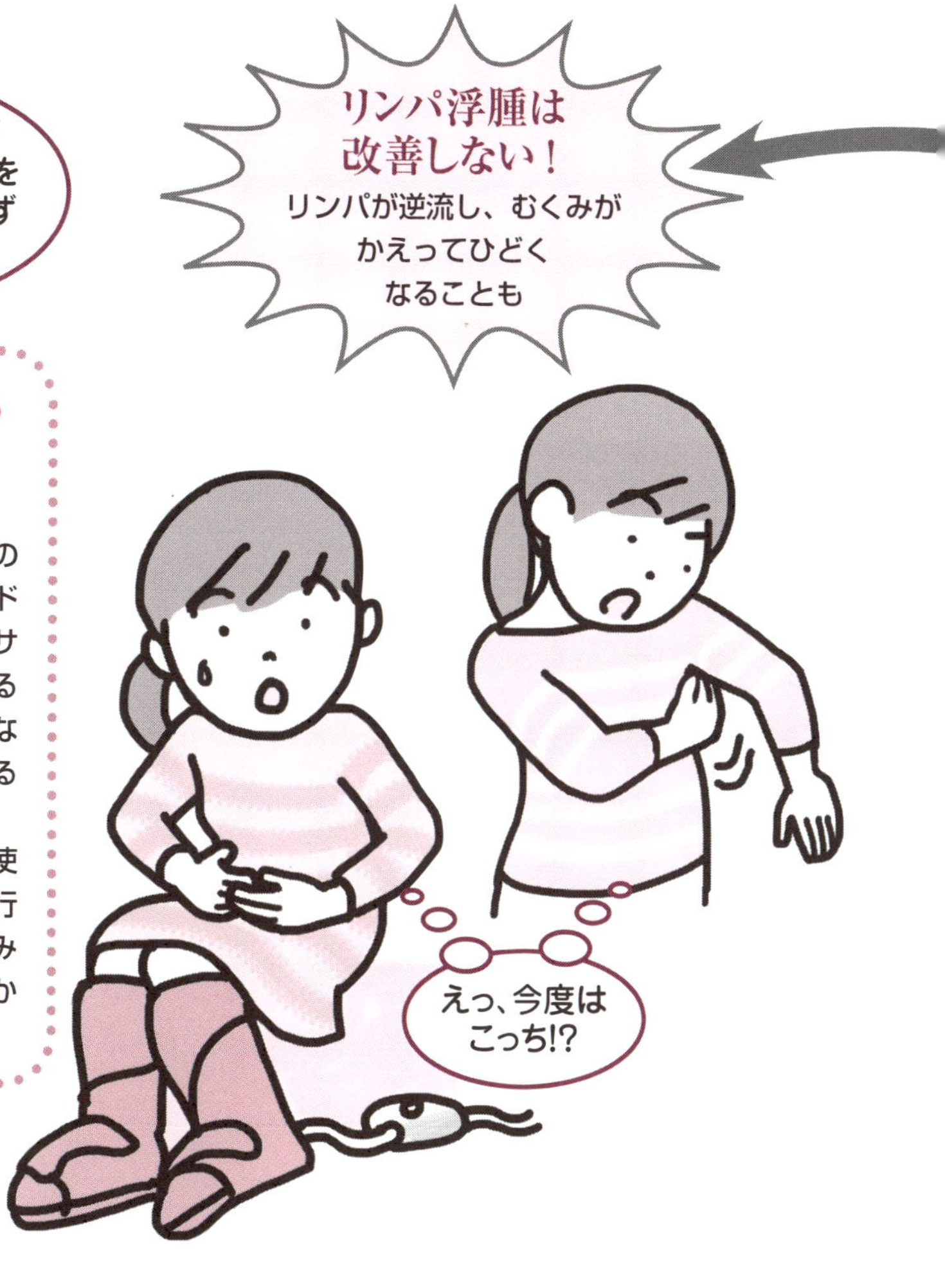
リンパ浮腫は改善しない！
リンパが逆流し、むくみがかえってひどくなることも
えっ、今度はこっち!?

ONE MORE Q

リンパマッサージならいいですか？ エアマッサージ器は？

リンパ浮腫の治療のひとつに、リンパの流れを誘導する手技があります（リンパドレナージ→P82）。これは、リンパマッサージ、リンパドレナージュなどと呼ばれる美容・健康増進を目的とした施術とは異なります。受けるなら、医療施設で実施するリンパドレナージにしてください。

脚のエアマッサージ器は楽になるなら使ってもかまいませんが、リンパの流れが行き止まりになっている鼠径部などにむくみが出てしまうことも。症状の悪化がないか確認し、使いすぎは避けましょう。

Q13

運動はしたほうがいいの？症状を悪化させませんか？

じっとしている時間が長いと、リンパの流れは滞りがち。体を適度に動かすことは必要です。

過剰でも不足でもなく「ほどほど」が大切

指圧やマッサージで筋肉を強く刺激すると、かえってむくみがひどくなってしまうこともあるように、過剰な運動で筋肉を酷使すれば症状の悪化につながる可能性はあります。

だからといって、安静にしてばかりなのも問題です。運動を控えすぎて体が硬くなり、筋肉量が減ると滞りがちなリンパの流れはますます悪化してしまいます。たとえば、手や足などの末端にみられるむくみは、運動不足の影響が強いと考えられます。太りやすくなるおそれもありますから、「ほどほどの運動」を心がけることが大切です。

体を動かすメリット大

体の動きはリンパ管にも伝わります。歩いたり、掃除をしたりといった日常的な動作だけでも、リンパは流れやすくなります。

皮膚が動く⇒毛細リンパ管の機能が高まる

毛細リンパ管の膜をつくる細胞には、皮膚とつながる糸のようなものがついています。皮膚が動くと糸が引っ張られ、膜をつくる細胞と細胞の間のすき間が大きくなって水分が流れ込みやすくなります。

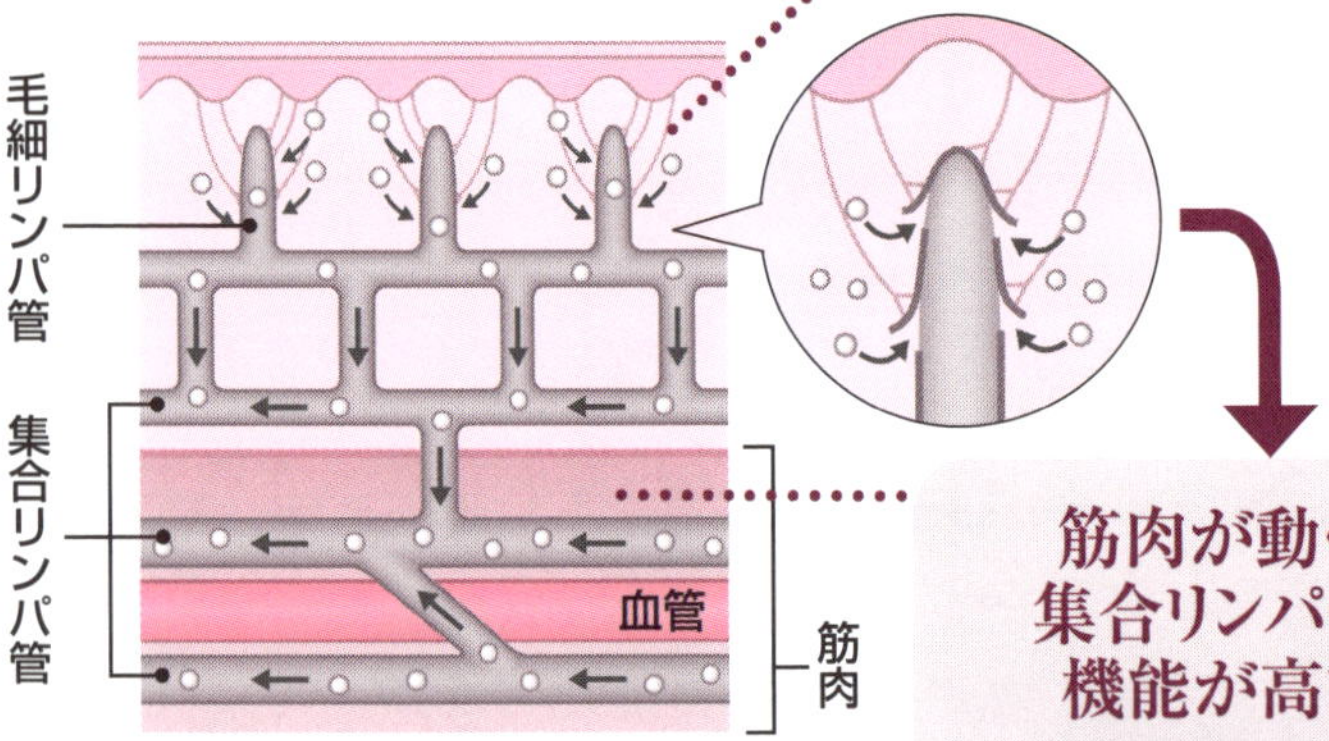

筋肉がつくと体重コントロールもしやすくなる

筋肉が動く⇒集合リンパ管の機能が高まる

体を動かすために、筋肉は収縮と弛緩をくり返します。筋肉の動きはリンパ管にも伝わり、リンパが一定の方向に押し出されていきます。

リンパの滞りが改善する

「ほどほど」の目安

日常的な生活動作だけでなく、体操やスポーツなどの運動に取り組む場合には、症状を悪化させない程度の量と強さを心がけます。

毎日、続けられる

あまりハードなものではなく少々物足りない程度の運動でも、継続すれば筋肉がついてきます。筋力・体力がつけば、少しずつ時間を増やしたり、強めの運動にしていったりすることもできます。

ただ、「毎日」にこだわることもありません。症状がつらいときなどは、休むことも大切です。

▼やってみよう

ストレッチや
筋肉トレーニング
（→ P78～81）

フィットネスクラブや
スイミング、体操教室など
に通うのもよい

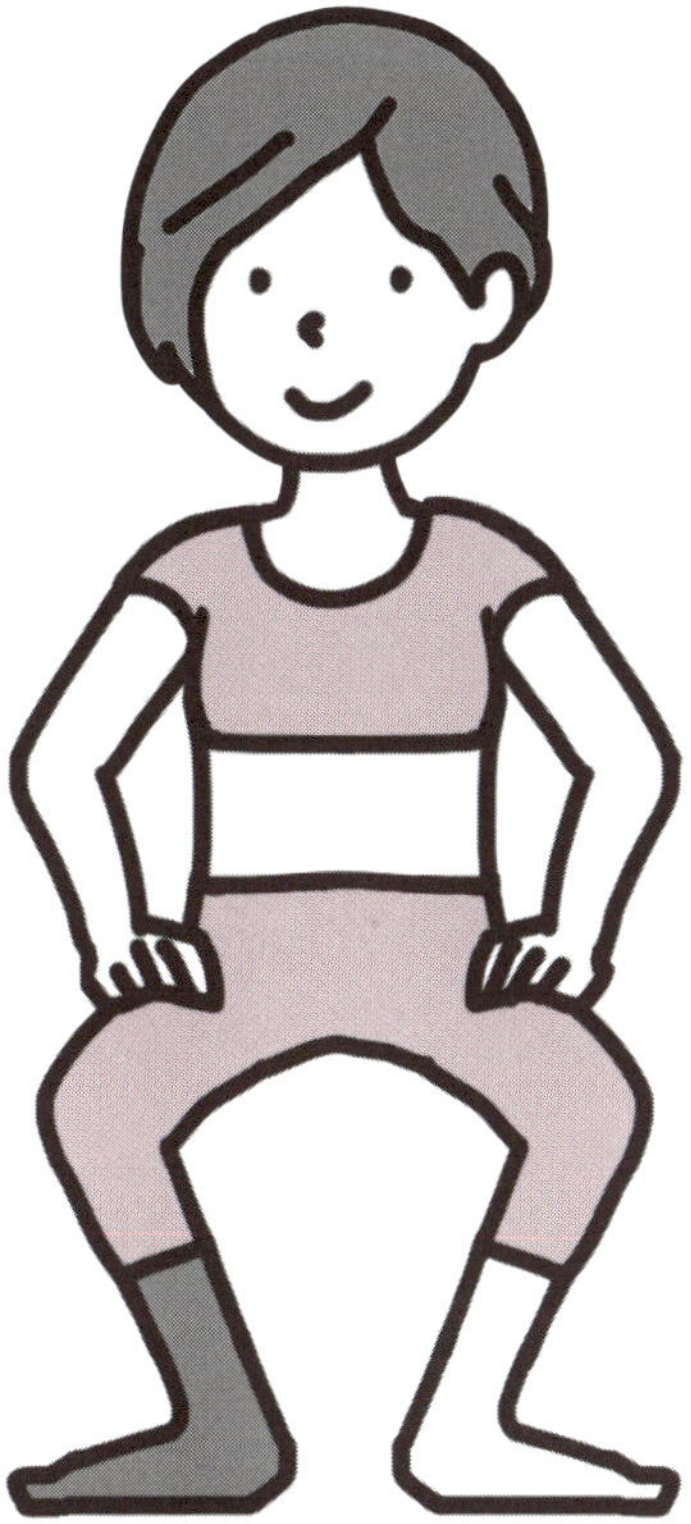

どれくらいが適度かは、その人の体力や、これまでの運動習慣によっても違う

運動が苦手な人はリハビリのつもりで

運動習慣がなかった人は、リハビリのつもりで取り組むと続けやすいかもしれません。無理なくできるくらいのことから始めるとよいでしょう。

少々物足りないくらい

もともと運動習慣がある人は、がんばりすぎてしまう傾向がみられます。筋肉トレーニングなどは、「まだまだできる」と思っても少し物足りないくらいにとどめておけば、症状を強める心配は少ないでしょう。

ONE MORE Q

しないほうがよい運動・スポーツはありますか？

上肢のリンパ浮腫の人は、腕をふり回すようなスポーツは控えたほうがよいなどといわれることもあります。けれど、実際に症状に影響するかどうかは人によって違います。

はじめから「してはダメ／しないほうがよい」というものはとくにありません。症状の出方をみながら、時間・回数などを調整していけばよいでしょう。

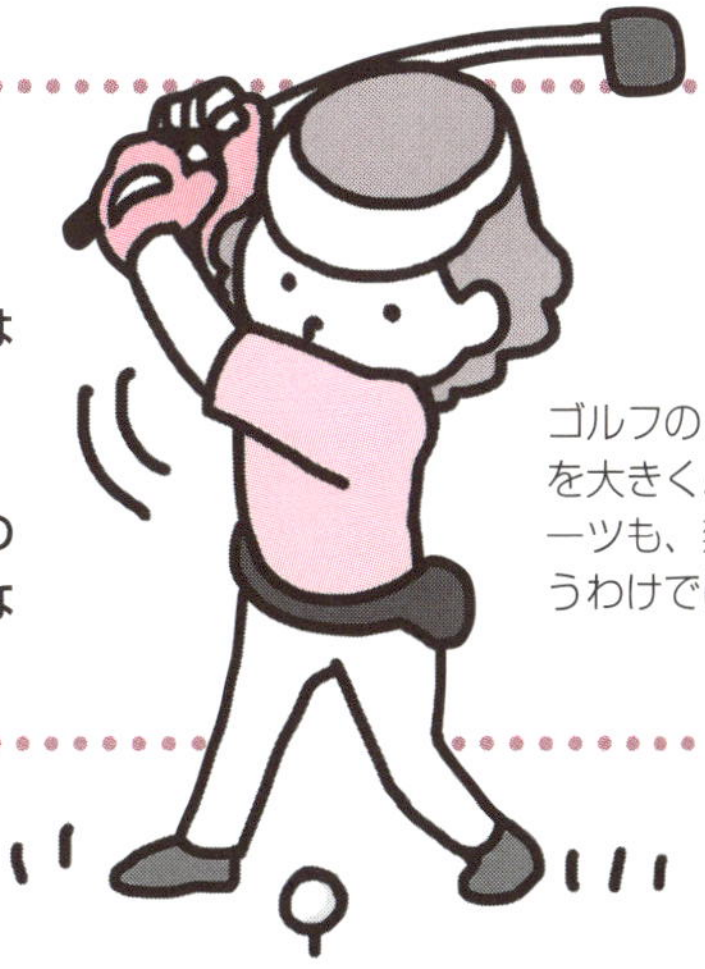

ゴルフのような腕を大きくふるスポーツも、禁忌というわけではない

Q14 汗をたくさんかけば、むくみは軽くなりますか？

汗をかけば体の水分は減りますが、それでリンパ浮腫の症状が軽くなるとは限りません。

リンパ浮腫の改善にはつながりにくい

たくさん汗をかけば体にたまった水分が減り、むくみも減るはず——そんなふうに思う人も多いのでは？

実際、汗ばむくらい体を動かすと、症状が軽くなると感じている人もいるでしょう。しかしそれは、運動によってリンパの流れが改善したことによるものと考えられます。「汗をかいたからむくみが減った」というわけではありません。

リンパ浮腫のむくみに関しては、たくさん汗をかけば改善するとはいえません。むしろ、むくみを強めてしまうおそれもあるので注意が必要です。

汗が増える状況はリンパも増えやすい

発汗は体温調整に欠かせない体のしくみですから、「汗をかかないほうがよい」というわけではありません。しかし、流れるほどの汗をかく状況が続くと、リンパの量も増えてしまうおそれがあります。

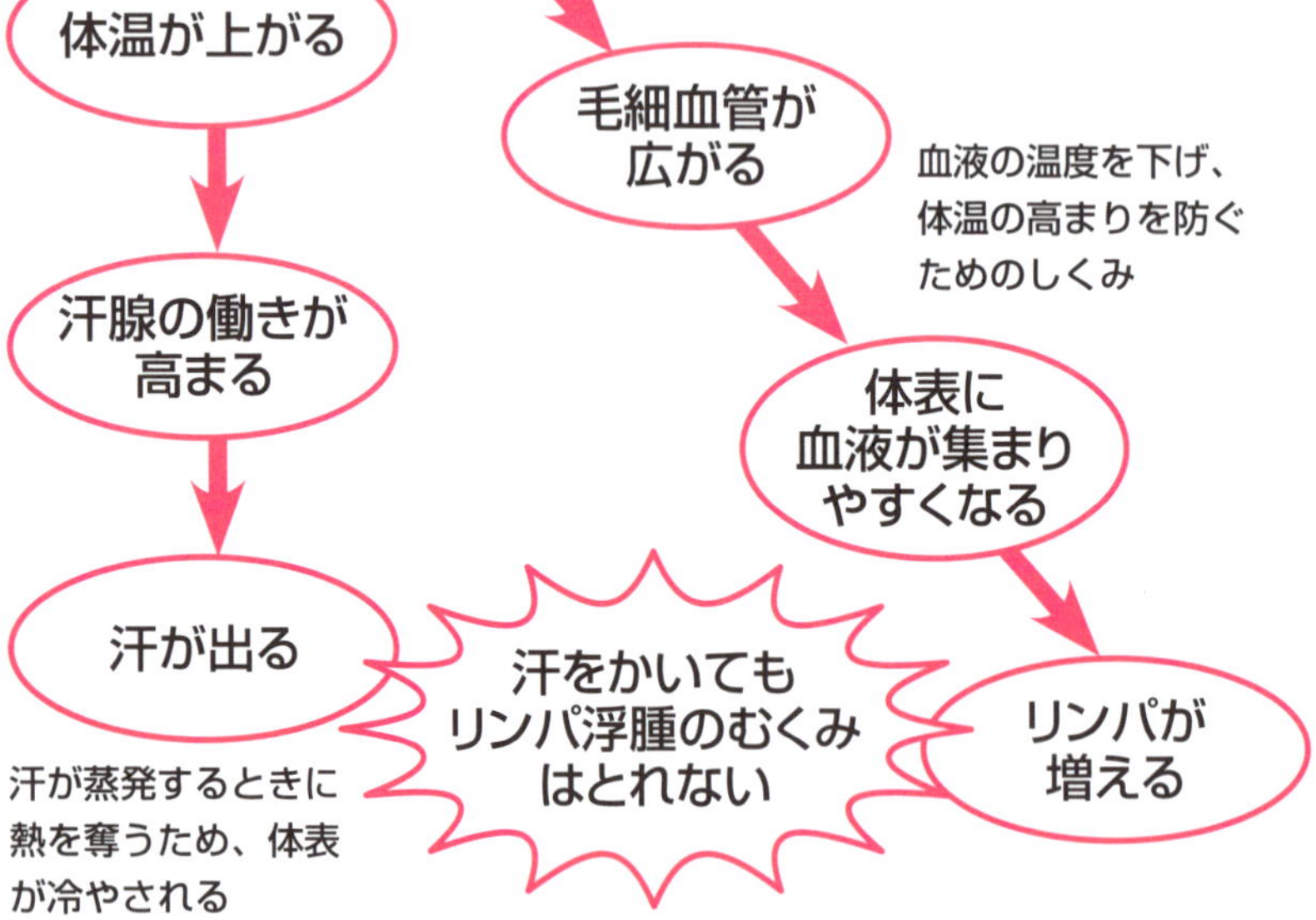

気温が高い
運動する
体温が上がる
汗腺の働きが高まる
汗が出る
汗が蒸発するときに熱を奪うため、体表が冷やされる
毛細血管が広がる
血液の温度を下げ、体温の高まりを防ぐためのしくみ
体表に血液が集まりやすくなる
リンパが増える
汗をかいてもリンパ浮腫のむくみはとれない

汗を流したいときの注意点

汗を流して爽快感を味わいたいということであれば、なんでも試してみるのはかまいません。ただし、あとでむくみが強まるようなことがあれば、以後は控えましょう。

汗の量が多いときは、脱水状態にならないよう水分の補給を心がけることも大切です。

運動全般

運動をして体が温まれば、汗が出てくるのは当然です。けれど、流れるような汗をかくほどなら、運動の量・強さともに「やりすぎ」の可能性があります。

サウナ／岩盤浴

サウナはあまりおすすめできません。全身を高温にさらすことで毛細血管から間質（皮下組織）に漏れ出す液が増え、浮腫がひどくなる可能性があるからです。

岩盤浴も同様ですが、気持ちがよいという人もいますので、時間を調節しながら、自分に合った方法を工夫してください。

すでにリンパ浮腫の症状がある人は避けたほうがよい。むくみがない段階でも、温めすぎは避ける

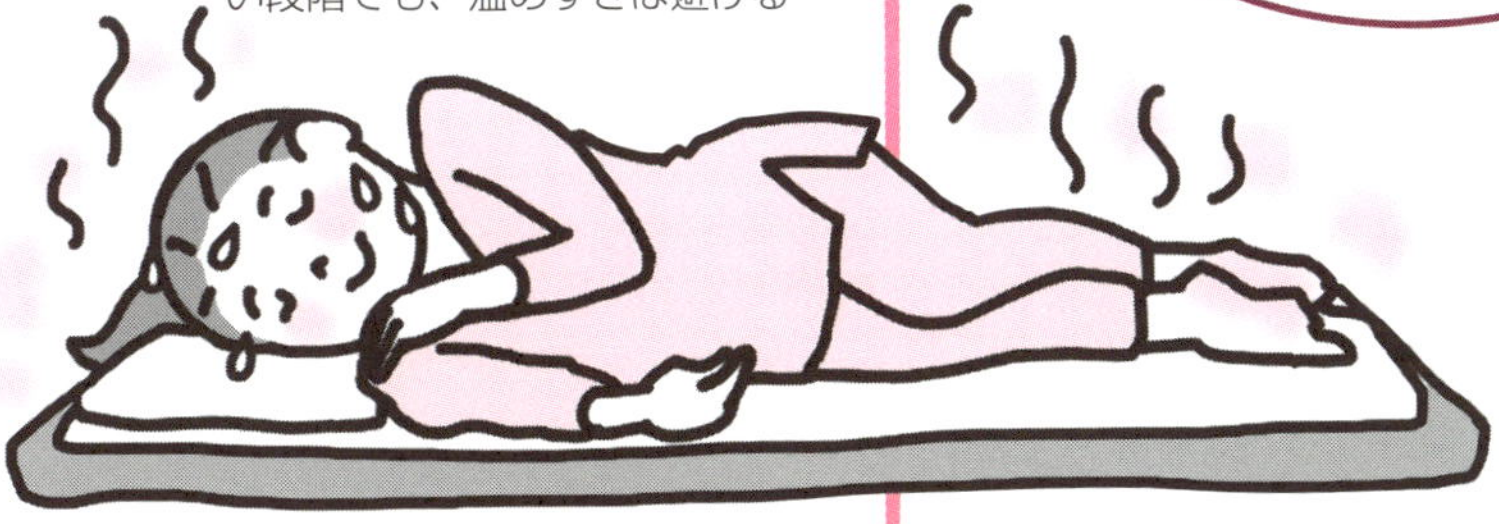

ヨガ／ホットヨガ

近年、ヨガの人気が高まっています。とくに室温を 30 ～ 40℃程度に保った状態でおこなうヨガは「ホットヨガ」と呼ばれ、多くの教室が開かれています。通常の環境下でおこなうヨガにくらべ、大量の汗をかけるということをメリットに感じる人が多いようです。

しかし、汗と同時にリンパの量も増える点は、ご注意ください。

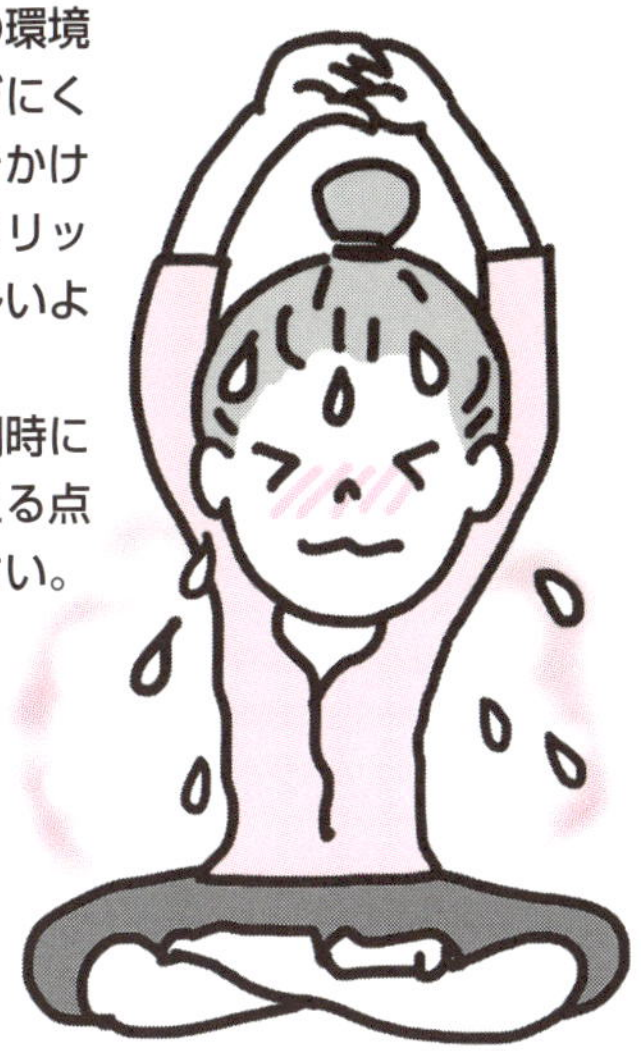

リンパ浮腫がある場合は、ホットヨガより通常のヨガに取り組むほうが無難

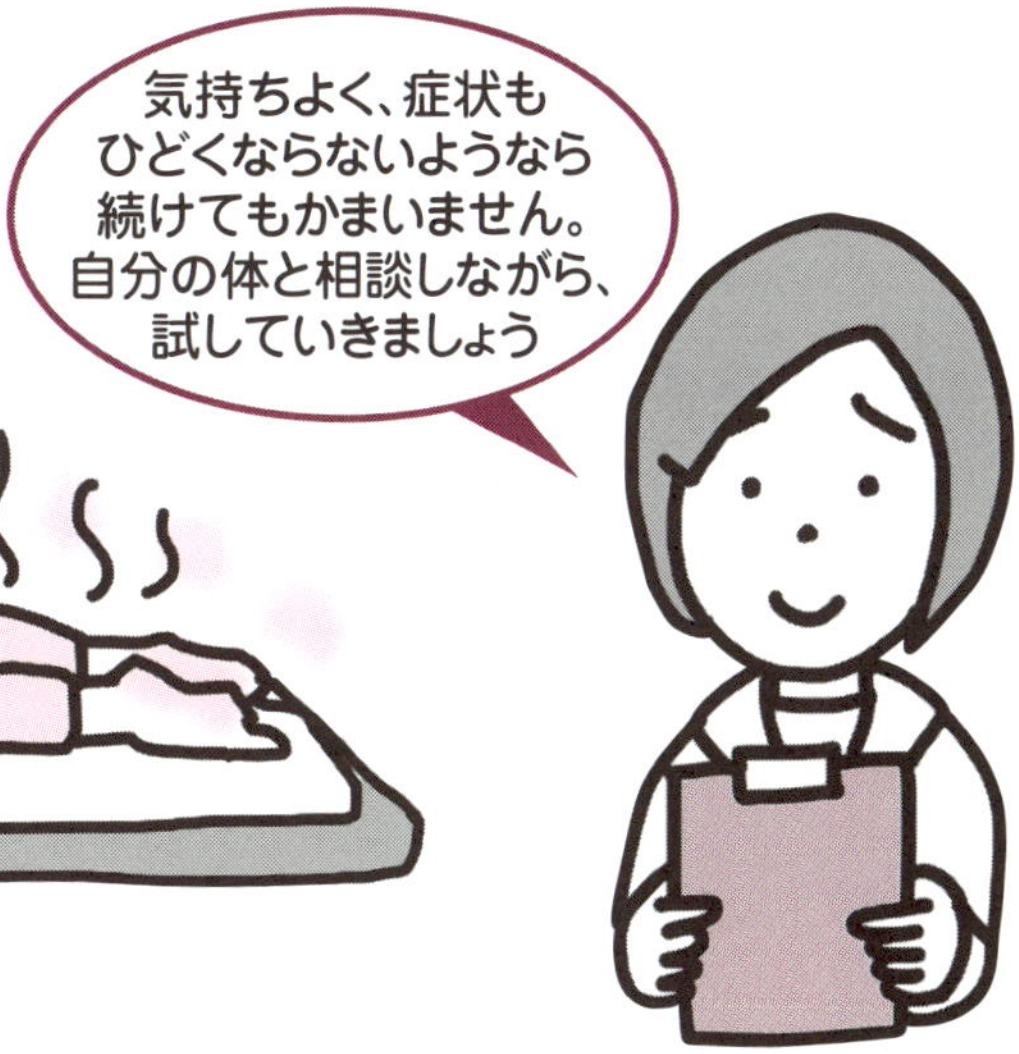
気持ちよく、症状もひどくならないようなら続けてもかまいません。自分の体と相談しながら、試していきましょう

Q15

食生活は症状に影響しますか？ 注意点は？

食べすぎによる肥満は悪影響を与えます。
塩分・水分制限はリンパ浮腫だけなら不要です。

肥満はリンパ浮腫の大敵。食べすぎは避ける

特定の食品や食材が、リンパ浮腫の症状に影響することはありません。

しかし、食生活との関連が深い肥満は、リンパ浮腫の大敵です。脂肪がリンパ管を圧迫し、リンパの流れをますます悪化させてしま

よくある誤解

水分や塩分のとり方を気にする人も多いもの。腎機能に問題があるなど、医師から摂取制限の指示を受けていれば別ですが、リンパ浮腫だけの問題であれば、とくに控える必要はありません。

塩分のとりすぎでむくみやすいのだろう

↓

塩分のとりすぎで起こりやすいのは全身性のむくみで、リンパ浮腫とは関連しません。一般的な注意として減塩を心がけるのはよいことですが、極端な塩分制限をしてもリンパ浮腫の予防・改善にはつながりません。ほどよくとるようにしましょう。

水分を控えればむくみが減るはず

↓

水分を控えてもリンパ浮腫は改善しません。むしろ、水分を制限しすぎると体調不良をまねくおそれもあります。ふつうにとってかまいません。

とくに利尿剤※を飲んでいる人は、血管から水分が出やすくなるため、水分をとらないと血液が濃くなりすぎてしまいます。むしろ積極的に水分補給を心がける必要があります。

※抗がん剤治療中に処方されたり、降圧薬として用いられたりする

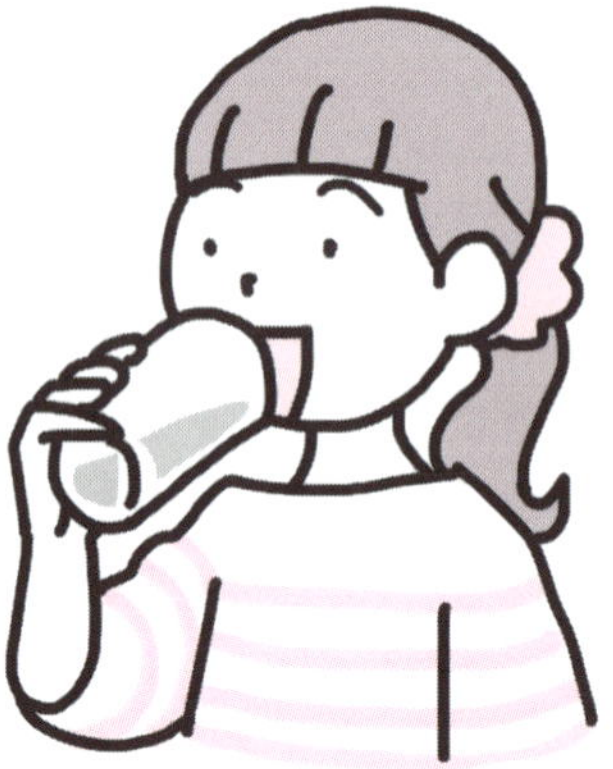

水分のとりすぎでリンパ浮腫が悪くなることはない。安心して水分補給を

うからです。肥満の予防・解消をはかるには、食べすぎを控えるなど、食生活全体を見直したほうがよいこともあります。

肥満を改善することでリンパ浮腫が発症する危険性は下がります。すでに発症している場合でも、むくみの程度が改善する可能性があります。

避けたいのは肥満につながる食生活

体重が増えてきた、もともと重めの体重が一向に減らないという場合には、食生活を見直してみましょう。

食べ方

食べ方で問題になるのは、いつ食べるかということと、食事にかける時間です。

同じ量・内容の食事でも、どの時間帯に食べるかで脂肪のつき方が変わることがわかってきています。朝・昼はしっかり、夜は軽めが理想的。いずれもゆっくりよく噛み、時間をかけて食べることが、食べすぎを防ぐのに効果的です。

食べる量

ここでいう「量」はカロリー、つまりエネルギー量のことです。食べて得られるエネルギー量が、体を維持したり動いたりするために使われるエネルギー量より多い状態が続くと、その差が脂肪として体にたまっていきます。

体重が増えるのは、活動量に見合った量より食べすぎていることの現れです。

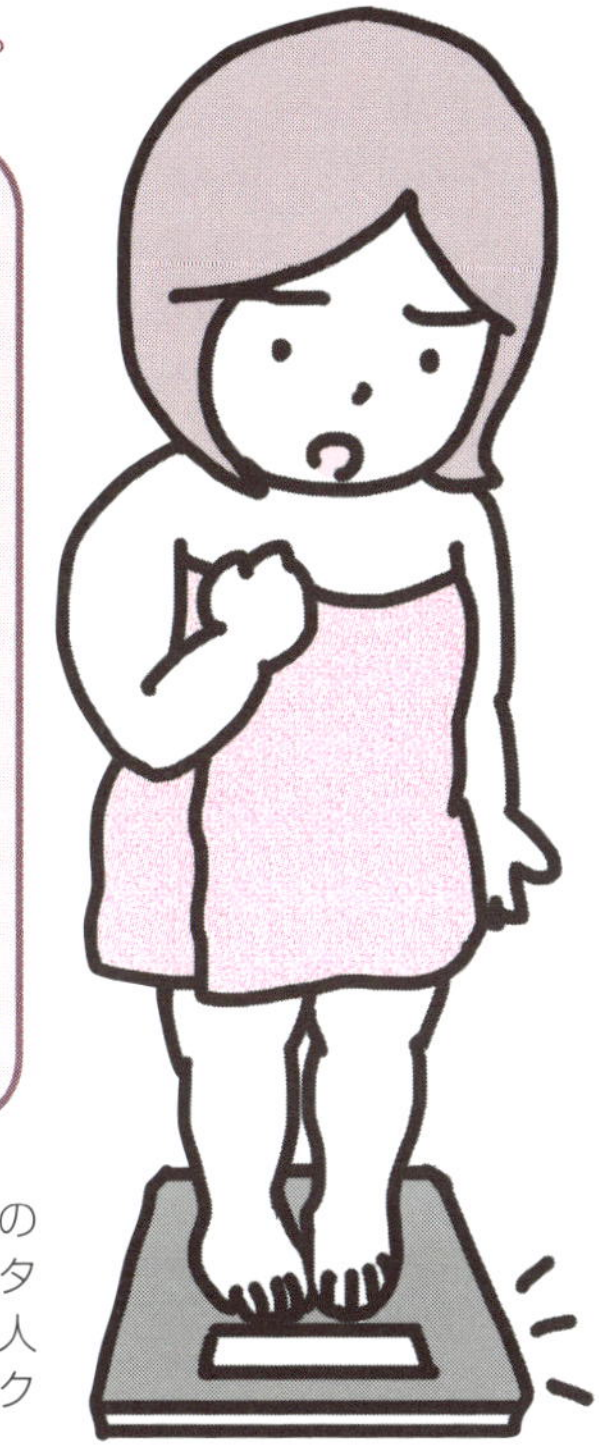

体重は食生活が適正なものかどうかを知るバロメーター。太りすぎが気になる人はQ28（→ P70）をチェック

食べるもの

上肢のリンパ浮腫がある患者さんを対象にした調査では、低脂肪食は体重減少につながり、むくみの改善につながったと報告されています。

また、減量には、ごはんやパン、麺類、砂糖などの糖質を減らす方法も、一定の効果が認められています。

ONE MORE Q

サプリメントの利用で発症・悪化を防げませんか？

「むくみの解消」をうたったサプリメントが、数多く販売されています。利尿作用や静脈の流れを改善する作用があるとされるものが多いようです。

しかし、リンパ浮腫に対する効果が確認されているものは、現時点ではありません。むやみに体内の水分を減らすことの弊害もありますので、使用しないほうがよいでしょう。

Q16

長旅を計画しても大丈夫？ やめるべき？

飛行機での移動を心配する人も多いのですが、大きな問題はありません。計画的に楽しみましょう。

疲れすぎないようにすれば大丈夫！

旅行したいけれど、長時間乗りもので移動するのが不安で、なかなか出かけられないという声も聞かれます。とくに何時間もかかる空の旅は、リンパ浮腫がない人でも脚がだるくなったりしやすいもの。不安に思うのも無理はありません。

けれど、空の旅そのものが浮腫の悪化をまねくわけではありません。できるだけ手足を動かしたり、立って歩ける状況なら通路を歩いたりするなどの工夫で、座りっぱなしの弊害は避けられます。

疲れすぎないよう、無理のない計画を立てれば、安全な旅が楽しめるでしょう。

快適な旅を楽しむためのポイント

浮腫を恐れてむやみに行動を制限する必要はありません。体に負担がかかりすぎないように配慮していれば、旅に出たからといって症状がひどくなる心配はありません。

余裕のあるスケジュールを組む

せっかく遠くに行くのだからと、あれこれ盛り込みすぎると疲れがたまりがち。症状の悪化につながることもありますので、あまり欲張らず、無理のない計画を立てましょう。

荷物は少なめにまとめる

大荷物をかかえての移動は、手足の負担になります。キャスター付きの小型のキャリーケースを利用するなど、できるだけ負担を軽くしましょう。

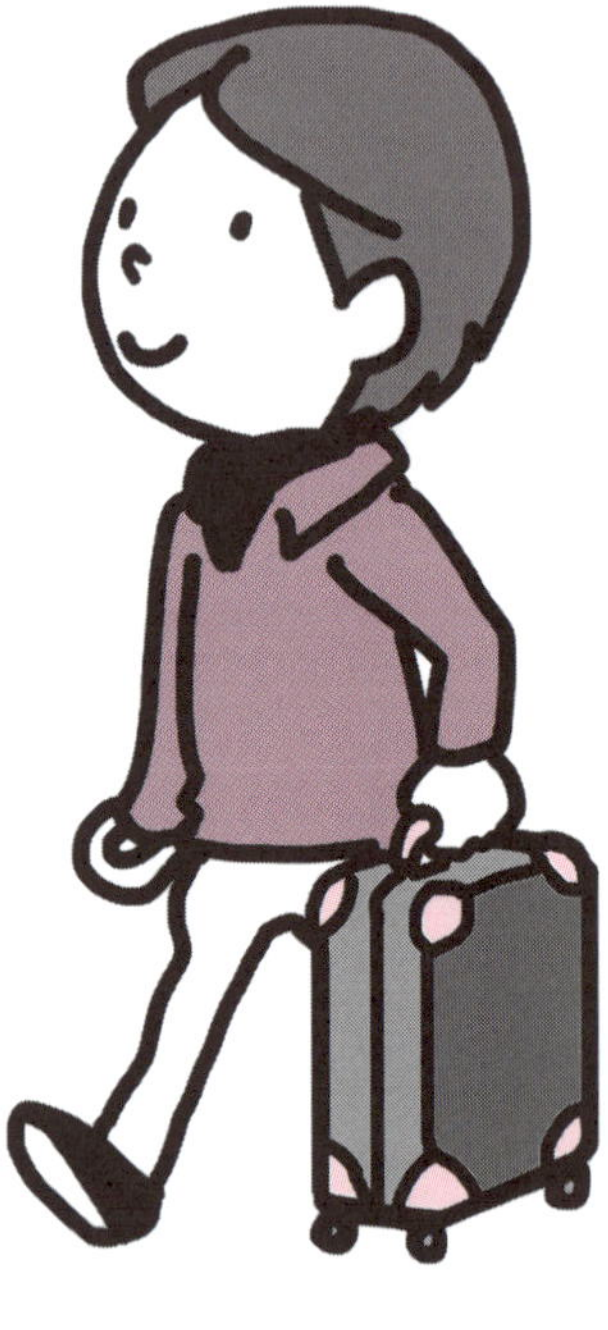

弾性着衣はつけたままで過ごす

ずっと座っていると、とくに下肢のむくみが出やすくなります。弾性ストッキングを使っている人は、飛行機内や列車内ではいておきましょう。上肢のむくみで弾性スリーブを使っている人も、乗りものの中で外さないようにします。

乗りものの中では手足を動かす

乗りものの中では自由に立ち歩けず、椅子に座りっぱなしの状態が続くことも。自分の座席でできる簡単な体操をしてみましょう。

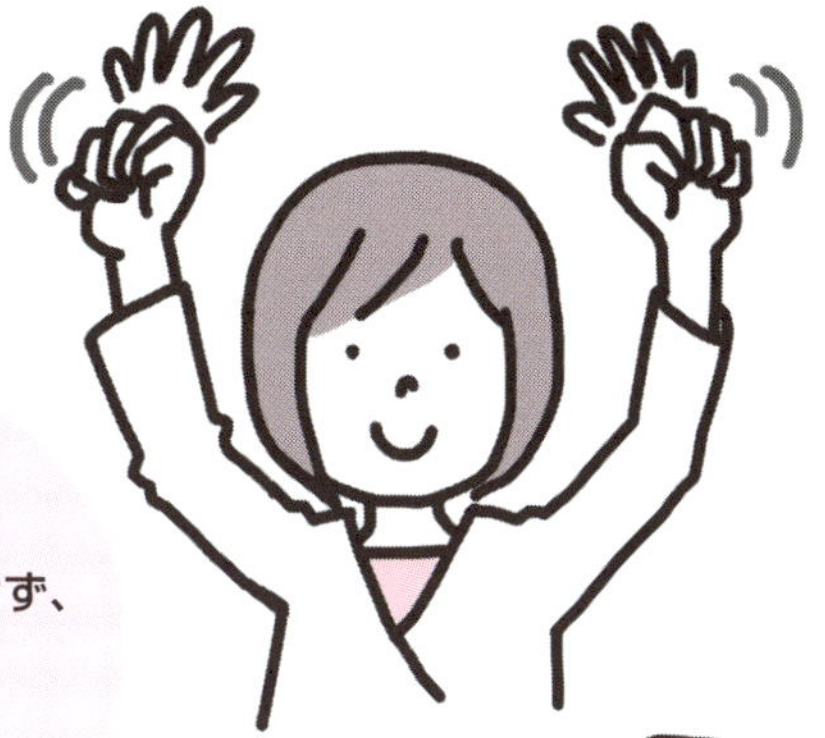

腕を心臓より高い位置に挙げ、手を開いたり握ったり、グーパーをくり返す

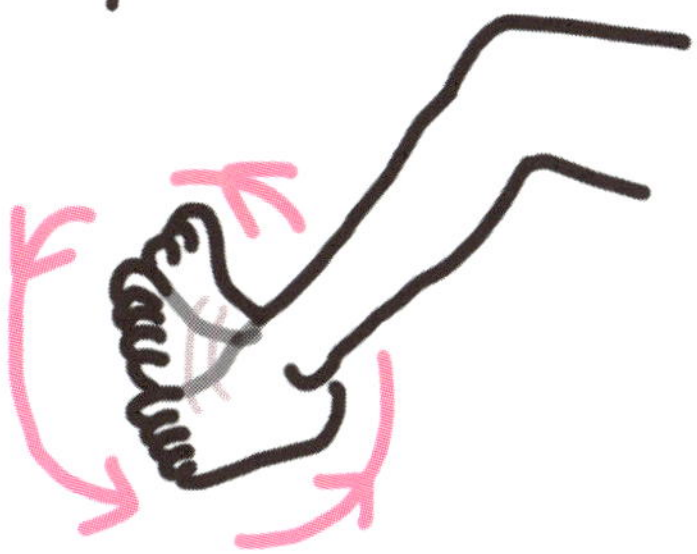

座ったまま足首を回す（→ P80）

一般向けのむくみ解消グッズも利用してみよう

折り畳み式の足乗せ台や、空気を入れてふくらませる足用のクッションなどもあります。利用してみてもよいでしょう。

睡眠時間はしっかり確保する

海外旅行では、時差ボケなどが生じることもありますが、夜はなるべく早く宿泊施設に戻り、体を横にして休むようにしましょう。

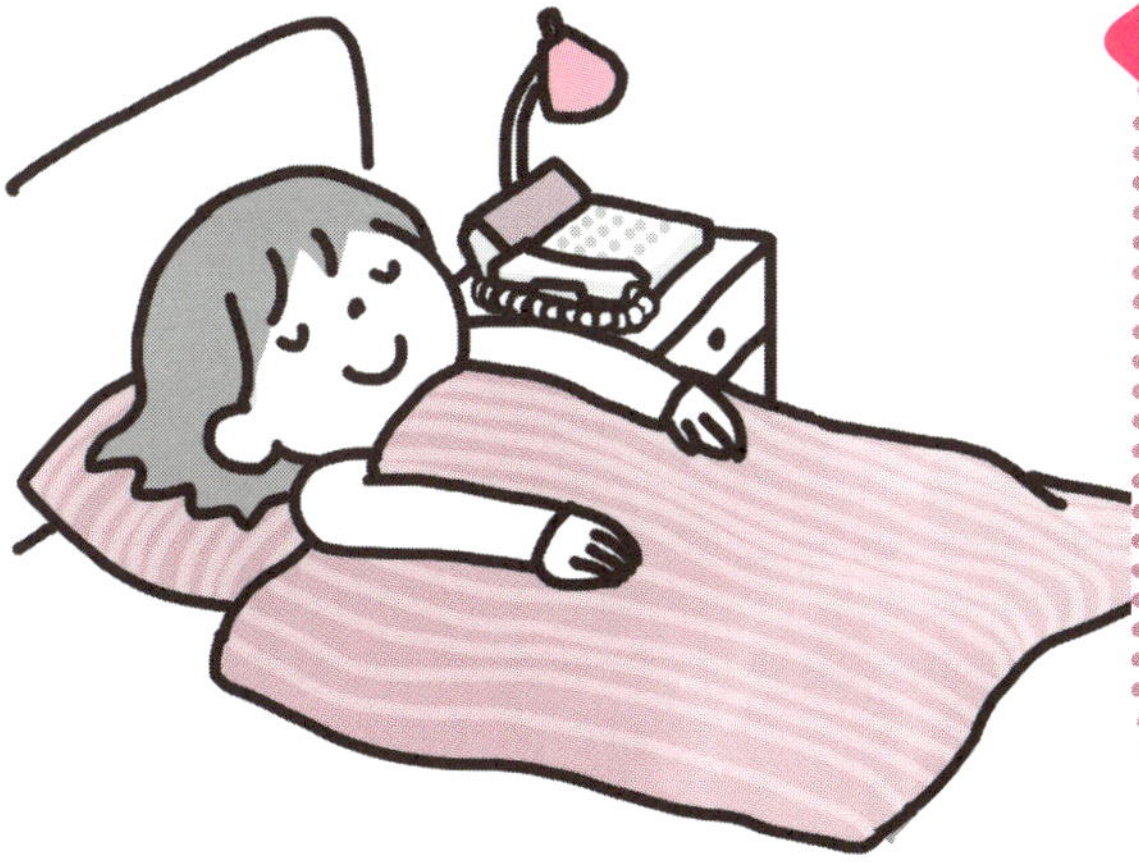

ONE MORE Q

旅先で急に腫れたときはどうすればよいですか？

ふだんの生活のなかでの対応と同じです。圧迫して、しっかり休みます。

蜂窩織炎が疑われる場合、海外では受診先に困ることも。以前になったことがあれば事前に主治医に相談して抗生剤を処方してもらい、携帯していけば安心です。蜂窩織炎の予兆があれば、海外への旅行は見合わせるのが無難です。

Q17

腋窩リンパ節を郭清した側の腕に注射しても大丈夫？

最近の研究では、注射をしたからといってリンパ浮腫の発症・悪化にはつながらないとされています。

絶対にダメというわけではない

医療行為とはいえ、リンパ浮腫の症状が出るかもしれない腕に針を刺すのは不安という人も多いでしょう。しかし、「絶対にダメ」というものでもありません。

注射は大きな関係なし

注射を受けたことで、リンパ浮腫が発症・悪化しやすくなるわけではないとされています。

ただ、注射のあとに腫れやすいという人もいます。

選べるなら反対側の腕を使いましょう。

点滴も一般的には問題ない

点滴も注射と同様です。ただし、抗がん剤の点滴については、万が一漏れると腫れがひどくなりやすいので、避けられるなら避けたほうがよいでしょう。

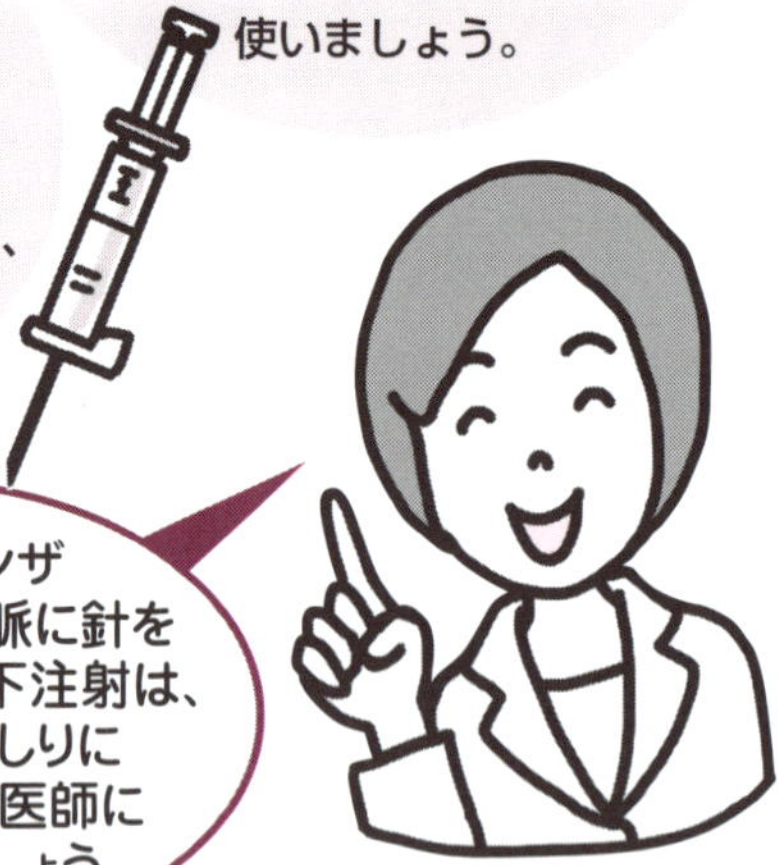

インフルエンザワクチンなど、静脈に針を入れなくてよい皮下注射は、腕ではなく、おしりにしてもOKです。医師に相談してみましょう

血圧測定も受けて大丈夫

上腕部をカフ（腕帯）で締めつけますが、短時間なのでとくに問題はないとされています。

可能なら避けるが受けても問題はない

採血や注射、点滴の針を刺せば小さな傷はできますが、医療行為ですから感染が起こる心配はなく、リンパ浮腫の発症・悪化要因とはならない、というのが最近の専門的な見解です。なるべくなら避けたほうがよいとする考え方もありますが、「絶対に避けるべき」

使っている薬の影響も見逃せない

抗がん剤をはじめ、治療薬の影響で、むくみや皮膚の変化が生じやすくなることもあります。

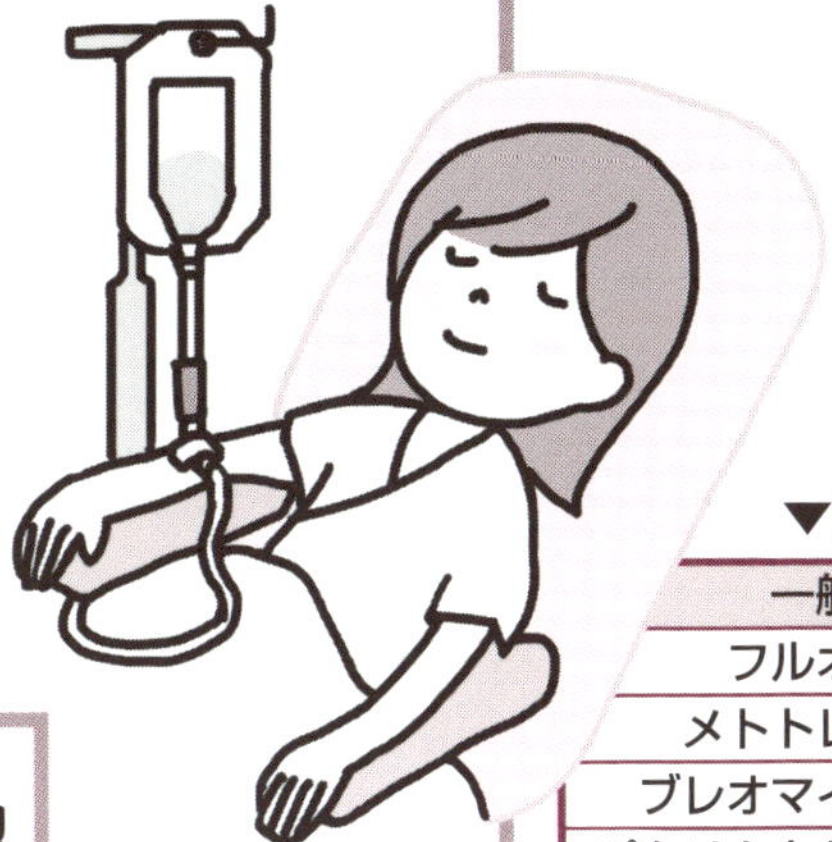

抗がん剤

むくみが強まる

ドセタキセル（商品名タキソテール）やパクリタキセル（商品名タキソール）は、乳がんでも婦人科のがんでもよく使われますが、全身性のむくみを起こしやすい薬です。徐々に改善していくことが多いのですが、手術をした腕や下半身にむくみが残ってリンパ浮腫となることも。皮膚の硬化も生じやすく、重症化しがちです。

皮膚が黒ずんでくる

皮膚が乾燥し、荒れやすくなるので、スキンケアがより重要になります。

▼皮膚の黒ずみをまねきやすい主な抗がん剤

一般名	主な商品名
フルオロウラシル	5-FU
メトトレキサート	メトトレキセート
ブレオマイシン	ブレオ
パクリタキセル	タキソール
ドセタキセル	タキソテール
ドキソルビシン	アドリアシン
エトポシド	ラステット、ベプシド
シクロホスファミド	エンドキサン
シスプラチン	ランダ、ブリプラチン

その他

降圧薬や、神経痛に用いられるプレガバリン（リリカ®）などの薬の影響でむくむことがあります。

リンパ浮腫の予防・改善に効く薬はない

むくみ改善に、利尿剤や漢方薬（柴苓湯《さいれいとう》、五苓散《ごれいさん》など）の投与が試みられることもありますが、リンパ浮腫に対する効果は認められていません。

ONE MORE Q 鍼治療も問題はありませんか？

あまりおすすめはできませんが、鍼治療で楽になると感じているなら、受けることは自由です。

ただし、むくんでいるところや、むくみが出る可能性があるところ（乳がんなら上肢・上半身、婦人科がんの人は下肢・下半身）は避けたほうが安心です。

というわけでもありません。

念のため、リンパ節を郭清していないほうの腕を使うことが多いものの、血管の状態によって針の刺しやすさは違います。針が入りにくいようなら、無理せずリンパ節を郭清した側の腕を使えばよいでしょう。

リンパカフェの集いから②

だるくてつらいとき、どうしてる？

むくみが強くてだるいとき、どうすれば楽になるのでしょう？
ほかの人の話を聞いてみると、意外な発見があることも！

（　　……患者さん。会話の内容はリンパカフェの記録をもとに、再構成しています）

Dさん　私は冷やさないようにしています。冷えが強いとむくみが改善しにくく、疲れも取れにくいので。適度に動くと体が楽になります。

Eさん　えっ、冷やさないほうがよいのですか？　私はつらいときには保冷剤を巻いて寝ているのですが。個人差があるのでしょうか？

セラピスト　理論上は「リンパ浮腫は温めないほうがよい」とされていて、とくに炎症が起きているときには、冷やすのが鉄則です。ご自分で「冷やすとむくみが引きやすい」と感じているのであれば、それでかまいません。大丈夫ですよ。

ただ、多くの患者さんに接していると「保温したほうが調子いい」という人が多いです。冷えた体より動きやすく、動くことでリンパの流れが改善しやすくなるからでしょう。あくまでも保温ですよ。温めすぎはおすすめできません。

Fさん　私は、腕はリンパ浮腫で両脚は脂肪浮腫※なんです。とても血行が悪くて冷えやすいので、温めることと歩くことを大切にしています。

けれど、高齢なので、この先も歩き続けられるのかという不安があります。今も動きすぎると疲れるので、バランスをとるのがとても難しいです。

司会者　椅子に座ったままでもいいので、足を動かしてみましょう。筋肉は使わなくなると縮こまり、関節はこわばってしまいます。疲れやすくなりますし、しびれや痛みも出やすくなってしまいます。しっかり圧迫して適度に運動することも、つらい症状に悩まされにくい体をつくるひとつの方法だと思いますよ。

※皮下脂肪が過剰にたまり、リンパ管を圧迫してリンパが流れにくくなることによって起こる浮腫

第3章

どこにかかる？
どんな治療法がある？

むくみがあるからといって、リンパ浮腫かどうかはわかりません。
不安なときは医療機関で診療を受けましょう。
リンパ浮腫であることが確かなら、「複合的治療」が有効です。
医師やセラピストとともに、よい状態を維持するための
取り組みを始めていきましょう。

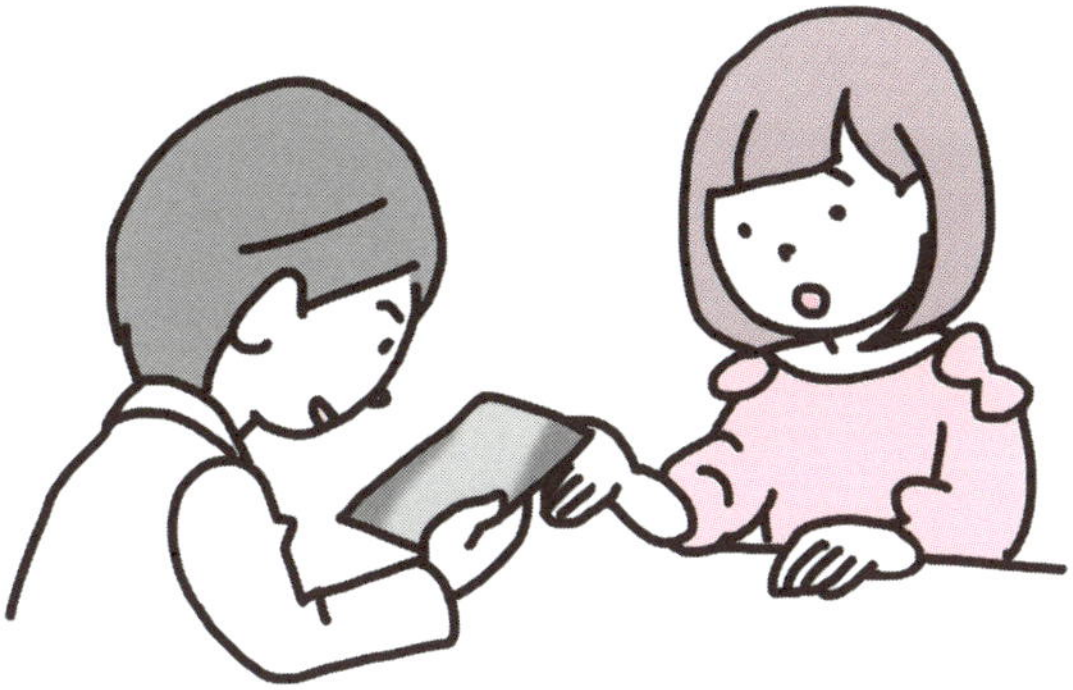

Q18

リンパ浮腫の診断・治療はどこで受けられますか？

まずがん治療の主治医に相談を。主治医が直接診療することも、リンパ浮腫外来などの専門外来に紹介することもあります。

受診先の探し方

近年は、リンパ浮腫外来を設ける医療機関が増えています。ただし、紹介状（診療情報提供書）が必要なことが多いので、まずはがんの治療を受けた医療機関・主治医に相談するのがベストです。

がん治療時の主治医（診療先）に相談する

定期検診を続けている間にリンパ浮腫が発症した場合などは、相談しやすい。必要に応じて専門外来への紹介も受けられる

リンパ浮腫外来などで診断・治療

形成外科や血管外科などの専門外来として設けられていることが多い

関係が途絶えていれば直接かかれるところを探す

遠方に転居したなど、紹介してもらうのが難しそうであれば、自分で受診したい先を探して、受診方法を尋ねてみるとよいでしょう。

「がん情報サービス」のサイトで探す

リンパ浮腫外来を設けている医療機関を地域別に検索できる

https://hospdb.ganjoho.jp/kyotendb.nsf/xpLymphSearchTop.xsp

インターネットで検索

地図アプリで、近隣の「リンパ浮腫外来」を探してみよう

「がん相談支援センター」で相談

全国のがん診療連携拠点病院などに設置されている、がんに関する相談窓口。だれでも無料で利用できる。所在地はがん情報サービスのサイト内で調べられる

https://hospdb.ganjoho.jp/kyotendb.nsf/xpConsultantSearchTop.xsp

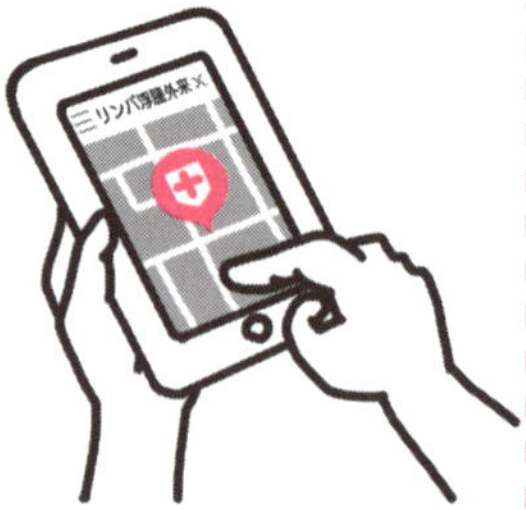

リンパ浮腫を診療する医療機関は増えている

近年は、リンパ浮腫の診療に保険が適用されるようになりました（→P56）。それに伴い、リンパ浮腫を診療する医療機関も増えています。がんの治療を受けた医療機関で、引き続き診療してもらえることもあります。

一方で、がんの治療後、長い年月がたってから発症した人は、どこで診てもらえるか、そもそもリンパ浮腫の症状かどうかわからないということもあります。医師であればだれでもリンパ浮腫に詳しいというわけではありません。ほかの病気を診てもらうついでに医師に相談しても、満足のいく対応をしてもらえないこともあります。

ただ、そこであきらめることはありません。リンパ浮腫の可能性が高い場合（→P15）には、「リンパ浮腫外来」で診てもらうとよいでしょう。

受診前に確認しておこう

リンパ浮腫外来を標榜する医療機関は増えていますが、だれでも、どこでも受診できるとは限りません。受診前に情報収集しておきましょう。

保険診療をおこなっているか

健康保険が適用される範囲で診療している医療機関と、全額自費の自由診療をおこなっている医療機関があります（→P56）。

同じ医療機関でがん治療を受けていなくても診てもらえるか

リンパ浮腫外来を開設している医療機関でがんの治療を受けた人だけに限って、診療しているところもあります。

医師の紹介状（診療情報提供書）が必要か

これまでの病歴、治療内容などをまとめた診療情報提供書の提出を、診療の条件としているところもあります。がんの治療を受けた医療機関に依頼できない事情がある場合には、どうしたらよいかも尋ねておきましょう。

▼リンパ浮腫外来の主なスタッフ

リンパ浮腫の診療経験のある医師、リンパ浮腫の複合的治療（→P52）について適切な研修を受けた看護師、理学療法士、作業療法士などのセラピストが治療・ケアを担当する

Q19

リンパ浮腫かどうか、どうやって診断するのですか？

症状の現れ方や、ほかの原因ではないことなどを確認します。リンパの流れを見る検査もあります。

診断がつくまでの流れ

むくみはさまざまな原因で起こります。原因が違えば対応のしかたも変わりますので、今あるむくみがリンパ浮腫なのかどうかをきちんと調べておく必要があります。

かかった病気や治療内容の確認

がんについては、がんの種類や治療の内容（リンパ節郭清術を受けているかなど）、その他の持病や健康状態、現在服用している薬などについても確認されます。

病状をチェック

医師が患部を見たり、さわったりして腫れの程度や皮膚の状態などを調べます。

ほかの原因がないか確認

血液検査や尿検査で心臓や肝臓、腎臓、ホルモンバランスなどの異常を調べたり、CT 検査で、リンパの流れを妨げる腫瘍がないか調べたりします。

静脈血栓性のむくみ（→P15）かどうか調べるために、エコー検査（超音波検査）もおこなわれます。

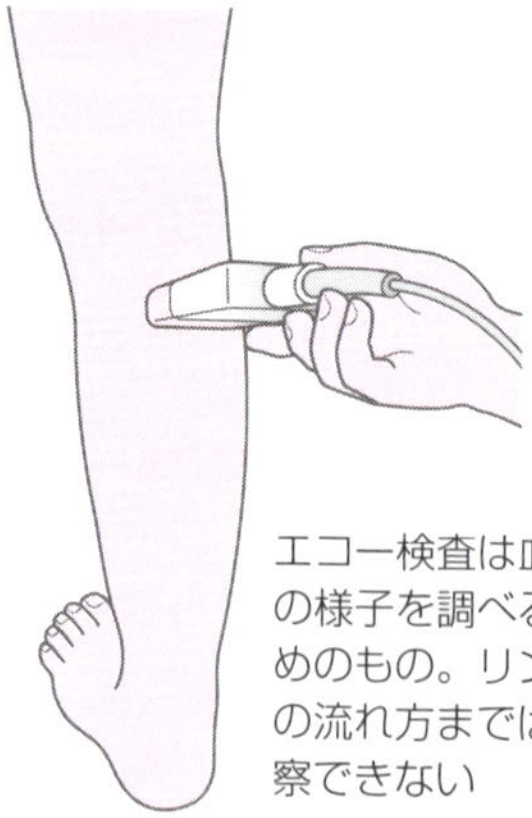

エコー検査は血管の様子を調べるためのもの。リンパの流れ方までは観察できない

診断

リンパ浮腫かどうか、リンパ浮腫なら病期はどのくらいか判断されます。

ほかの原因で起こるむくみとの区別が重要

　リンパ浮腫については、じつは明確な診断基準があるわけではありません。しかし、症状が出るまでの経緯や、症状の現れ方、ほかにむくみを起こす原因がないかを調べれば、診断は可能です。

　むくみの原因が違えば、対応のしかたは変わります。たとえば、リンパ浮腫と同様に局所性のむくみがみられる場合でも、静脈血栓性のものであれば、リンパ浮腫に対しておこなう複合的治療（↓P52）は危険です。必ず区別しておく必要があります。

リンパの流れが見える！
蛍光リンパ管造影（ICG検査）

　インドシアニングリーン（ICG）という色素を注射したあと、赤外線カメラで照らし、リンパ管の位置やリンパ管の流れ方、たまり具合などを確認する検査です。

　リンパ管の機能が一目でわかり、早期の診断にも有効です。ただし、保険適用はありません。

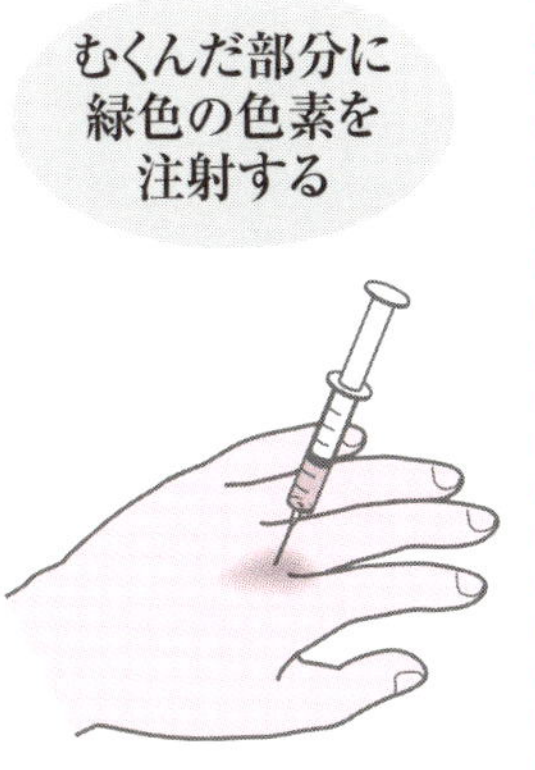
むくんだ部分に緑色の色素を注射する

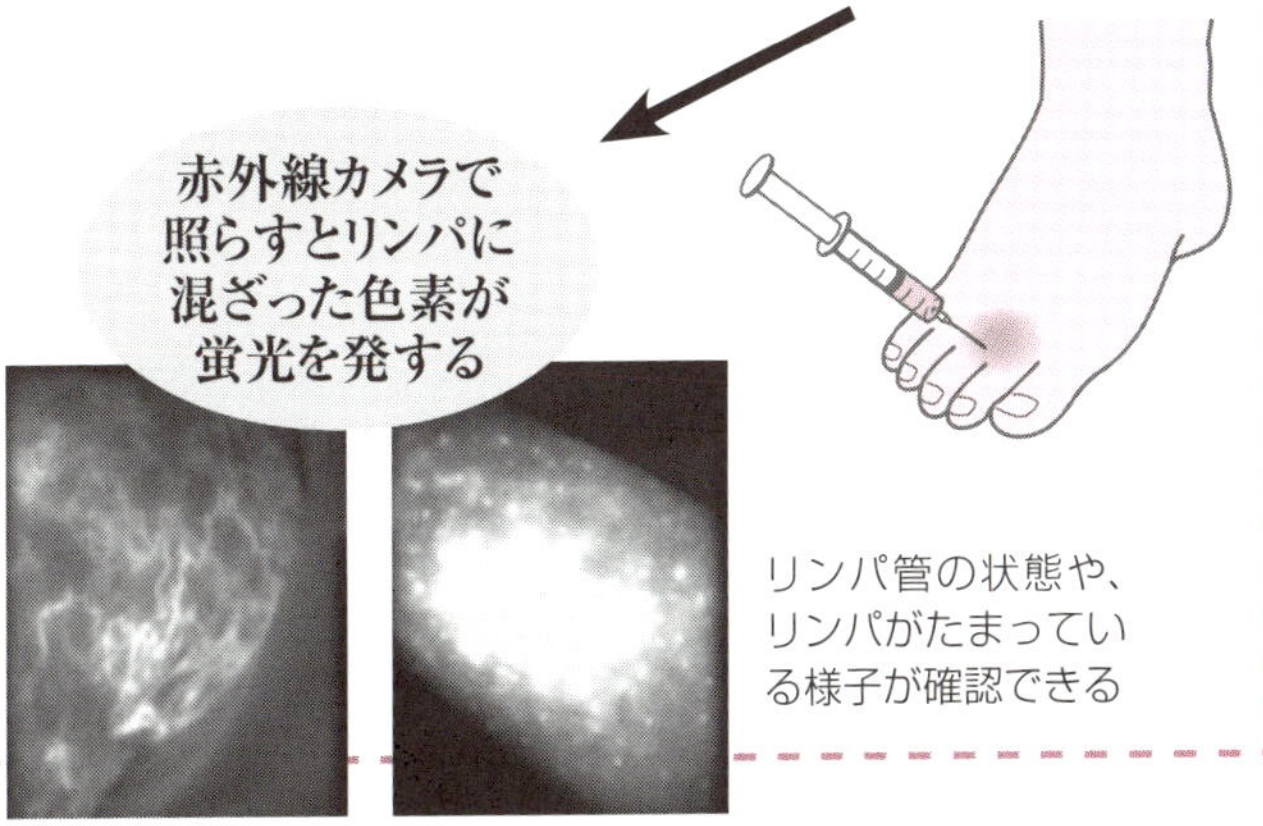
赤外線カメラで照らすとリンパに混ざった色素が蛍光を発する

リンパ管の状態や、リンパがたまっている様子が確認できる

ONE MORE Q
リンパシンチグラフィは、どんな検査ですか？

　放射性医薬品を注射したあと、一定の時間をおいてＸ線撮影をおこなう検査法です。ICG検査と同様に、リンパの流れ方やたまり具合を調べることができますが、やはり保険適用はありません。

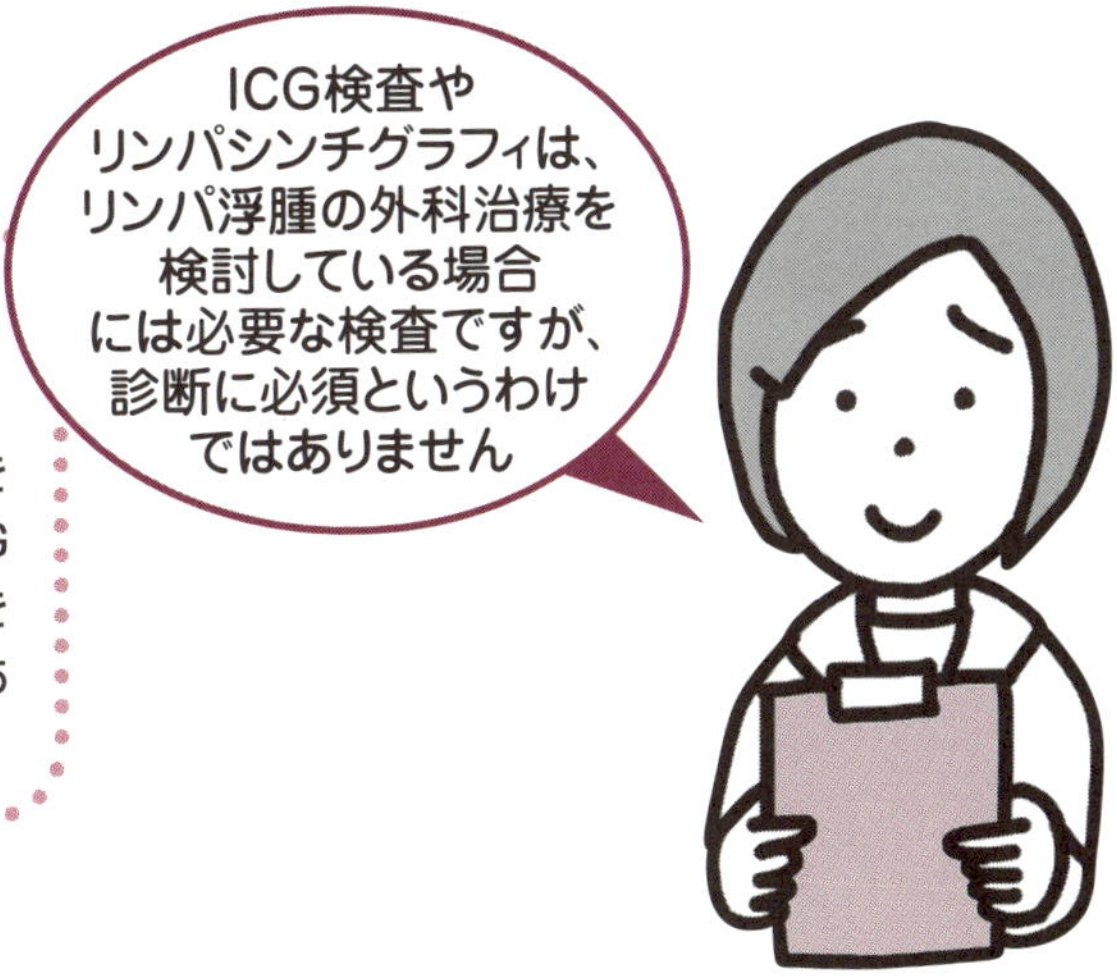
ICG検査やリンパシンチグラフィは、リンパ浮腫の外科治療を検討している場合には必要な検査ですが、診断に必須というわけではありません

Q20

医療機関ではどんな治療・ケアが受けられますか?

症状をコントロールしていけるように、主に五つの方法を組み合わせて治療を進めます。

主に「複合的治療」で対応。手術で改善をはかる方法も

リンパ浮腫は、現在の医学では完治は目指せません。特効薬もありません。そのため、リンパ浮腫への対応は「治療(キュア)」ではなく、手当てという意味の「ケア」という言葉がよく用いられます。

医療機関では、複数の方法を組み合わせた「複合的治療」を中心に、症状の改善をはかります。症状をコントロールできるようになれば、リンパ浮腫とうまくつきあっていけるようになります。

条件しだいでは手術も検討可能ですが、手術もまた、うまくつきあっていくための方法のひとつであることに変わりはありません。

心得ておきたいこと

リンパ浮腫の症状にふりまわされないようにするには、患者さん自身の取り組みが重要です。

「治してもらえる」わけではない

複合的治療は、診察室・治療室の中だけで終わるものではありません。受診時にセルフケアの進め方を学び、日常生活のなかで患者さん自身が実践していくことが必要です。

よりよい「つきあい方」ができるようになる

医療機関で専門的なケアや指導を受けることで、効果的なセルフケアを続けやすくなります。症状がうまくコントロールできていれば、受診間隔は延ばしていけます。

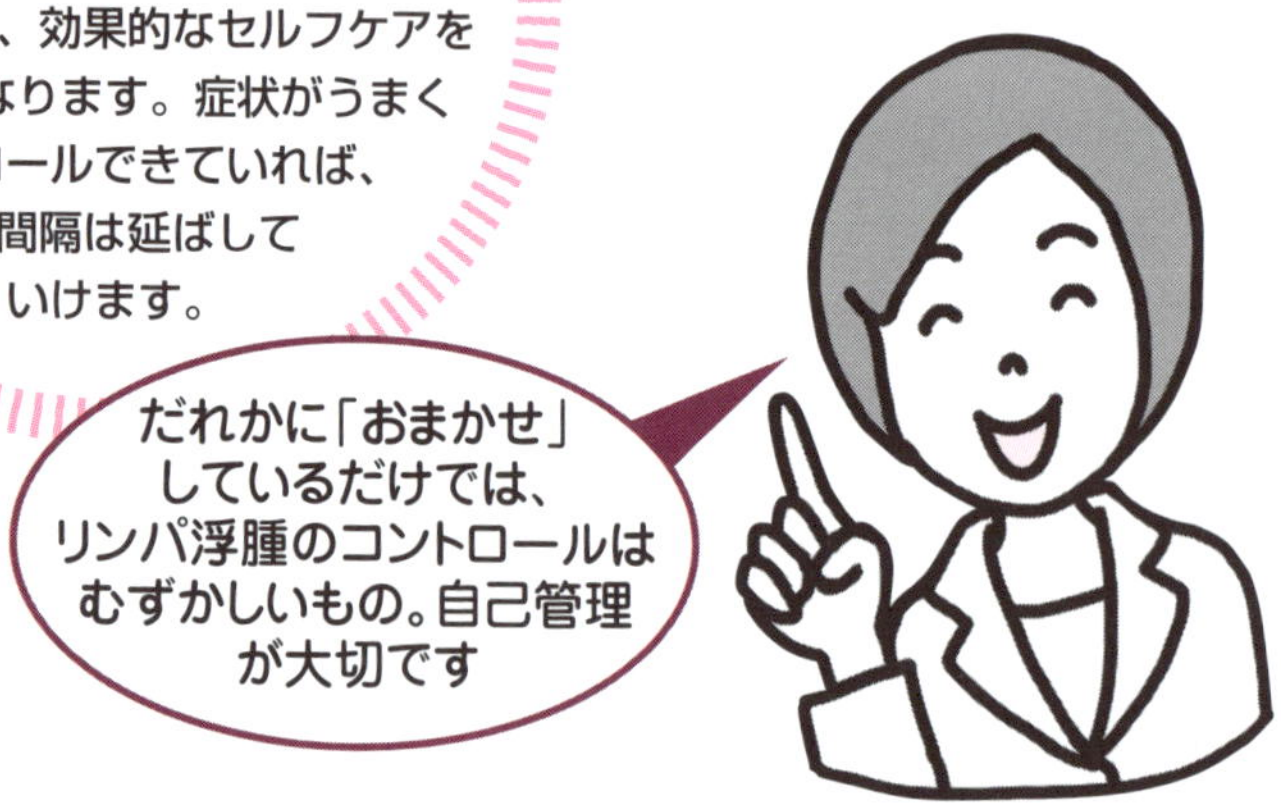
だれかに「おまかせ」しているだけでは、リンパ浮腫のコントロールはむずかしいもの。自己管理が大切です

複合的治療は5つの方法の組み合わせ

リンパ浮腫に最も効果的とされるのは、圧迫療法、リンパドレナージ、運動療法、スキンケア、生活指導を組み合わせた複合的治療です。診療時には施術を受けたり、自分で続けるための方法を学んだりしていきます。

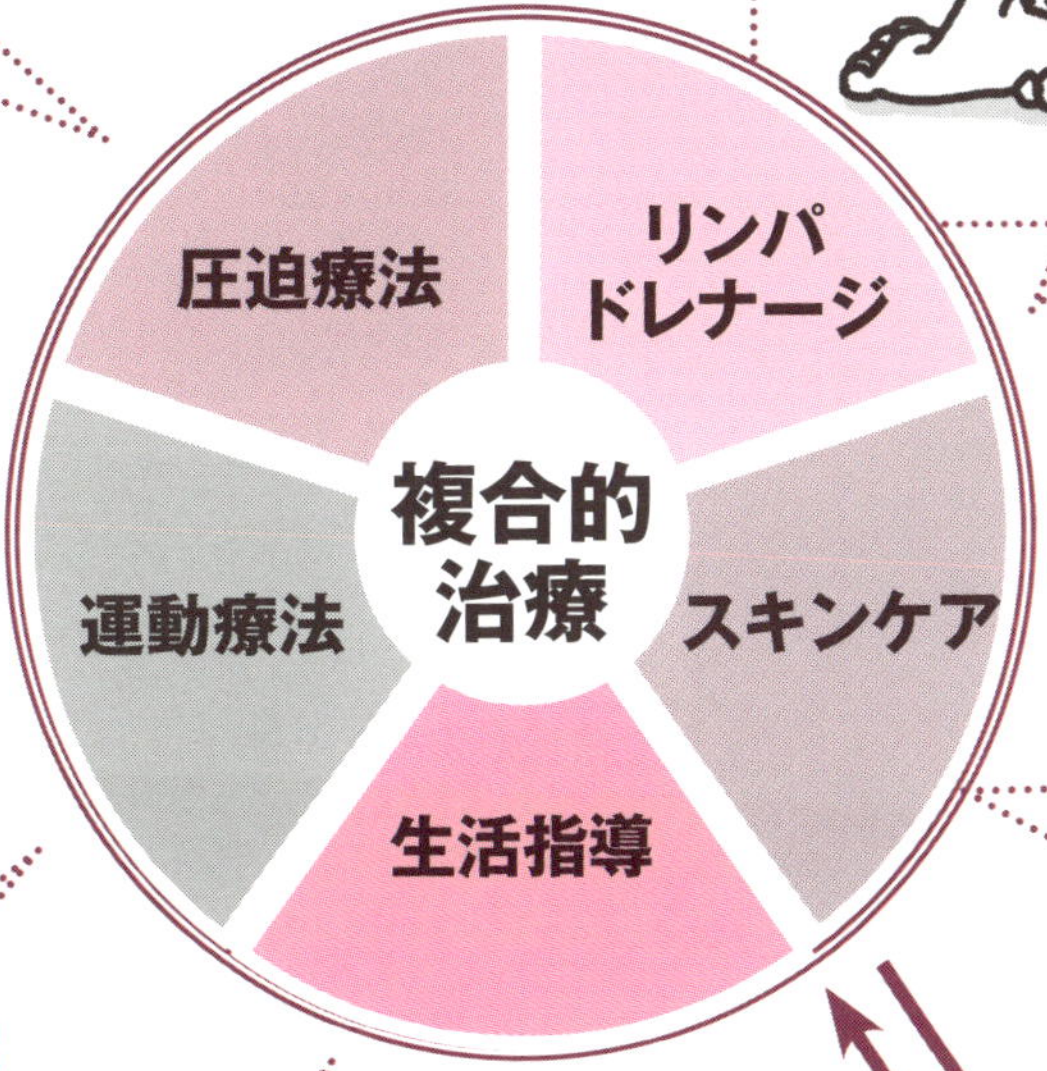
圧迫療法
リンパドレナージ
スキンケア
生活指導
運動療法
複合的治療

弾性着衣・弾性包帯を使用

日常的に使用する弾性スリーブや弾性ストッキングなどの弾性着衣を選んだり、使い方を指導したりします（→ P72～77）。弾性包帯による圧迫、巻き方の指導がおこなわれることもあります。

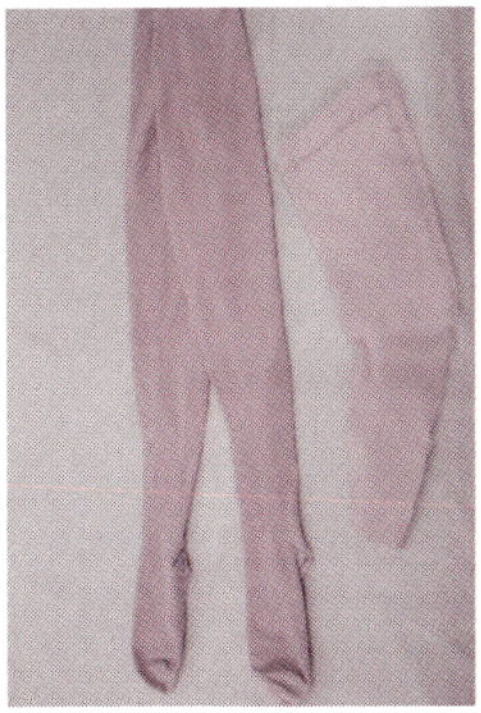

弾性ストッキング（左）、弾性スリーブ（右）の例

セラピストによる施術

リンパ浮腫に対し、リンパの流れを促す手技をリンパドレナージといいます。専門のセラピストがおこないます（家庭での取り組み方はP82）。

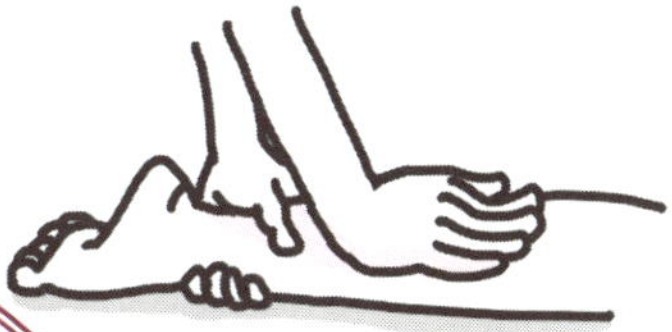

皮膚の状態をチェック

医療機関では、スキンケアの方法を指導したり、必要に応じて塗り薬を処方したりします。

運動指導

むくみの改善に有効な運動のしかたを学び、家庭で続けていきます（→ P78）。

暮らし方のアドバイス

ふだんの生活の中での注意点や、体重コントロールの進め方などについてのアドバイスがおこなわれます。

場合による

手術後も必要

手術（外科治療）

（→ P60～63）

手術も選択肢のひとつです。ただし、手術後も複合的治療が不要になるわけではありません。

Q21

「こうなったら受診すべき」という目安はなに？

困っていることがあれば、症状の程度にかかわらず受診し、相談してみましょう。

症状が強いときだけでなく軽くても受診は可能

むくみがひどいときや、むくんだところが赤く腫れているときなどは、早めの受診が必要です。

逆に症状が軽い場合、「これくらいで受診してもいいのか」とためらう人も少なくないようです。しかし、症状が軽いうちからきちんと対応していけば、よい状態を維持しやすくなります。

明らかな症状はなくても、違和感が強く、今後どのように対応していけばよいか不安に思っている場合には、がん治療時の主治医に相談してみましょう。違和感の原因がリンパ浮腫とは限りません。症状の原因を確かめておいたほうがよいこともあります。

こんなときは受診しよう

明らかな症状があるときはもちろん、症状がはっきりしない場合でも、不安が強ければ受診しておきましょう。

違和感があり困っている

リンパ節郭清術を受けた人は、潜在的なリンパ浮腫をかかえていると考えられます。むくみがあるかどうかはっきりせず、リンパ浮腫による症状かどうかわからないという場合でも、「具合が悪い」と感じて困っているのであれば、相談は可能です。

受診先 がん治療時の主治医またはリンパ浮腫外来

一晩休んでもむくみがとれなくなってきた／安定していたのに急に腫れてきた

がん治療時の主治医に相談するのが基本です（→ P48）。リンパ浮腫外来に通い始めている場合は、そちらに相談してもよいでしょう。

受診先 がん治療時の主治医またはリンパ浮腫外来

どうやら蜂窩織炎らしい

蜂窩織炎に対しては、抗生剤（抗菌薬）による薬物療法が必要です。早めに受診しましょう（→ P58）。

受診先 がん治療時の主治医、リンパ浮腫外来、皮膚科

必要な対策は症状の現れ方で変わる

リンパ浮腫に対する複合的治療は、基本的には明らかなむくみのあるⅠ期以降の人を対象としています。しかし、症状のない0期から始めたいケアもあります。

すべての段階で必要なケア（0期～Ⅲ期）

慢性的なむくみをかかえている人はもちろん、明らかな症状のない「リンパ浮腫予備群」の人も心がけていきましょう。

- スキンケア
- 無理のない生活
- 体重コントロール

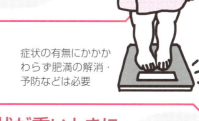

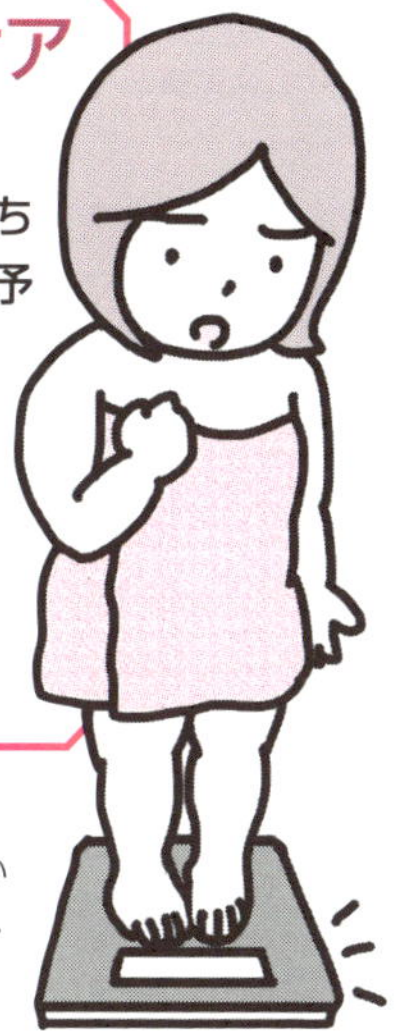

症状の有無にかかわらず肥満の解消・予防などは必要

発症したら必要になるケア（Ⅰ期以降）

明らかなむくみの症状があれば、以下の治療・ケアを継続します。

- 弾性着衣による圧迫療法（毎日）
- 圧迫下での運動（できれば毎日）
- リンパドレナージ（適宜）

症状が重いときにプラスするケア（Ⅱ期以降）

- 弾性包帯を使った圧迫療法（適宜）

より強く圧迫し、むくみを軽くします。状態が落ち着いたら、弾性着衣に戻します。

ONE MORE Q 乳がんの治療後、腕の影響で脚までむくむことはありますか?

腋窩リンパ節の郭清後、上半身、肩、背中までむくむことはありますが、通常、脚の浮腫は起こりません。

ただ、抗がん剤など使っている薬の影響で全身性のむくみが生じ、脚もむくむことはあります。片側の脚のみなら、リンパの流れを妨げるような腫瘍ができていないかなど、確認する必要があるかもしれません。気になるようならがん治療時の主治医に相談してみてください。

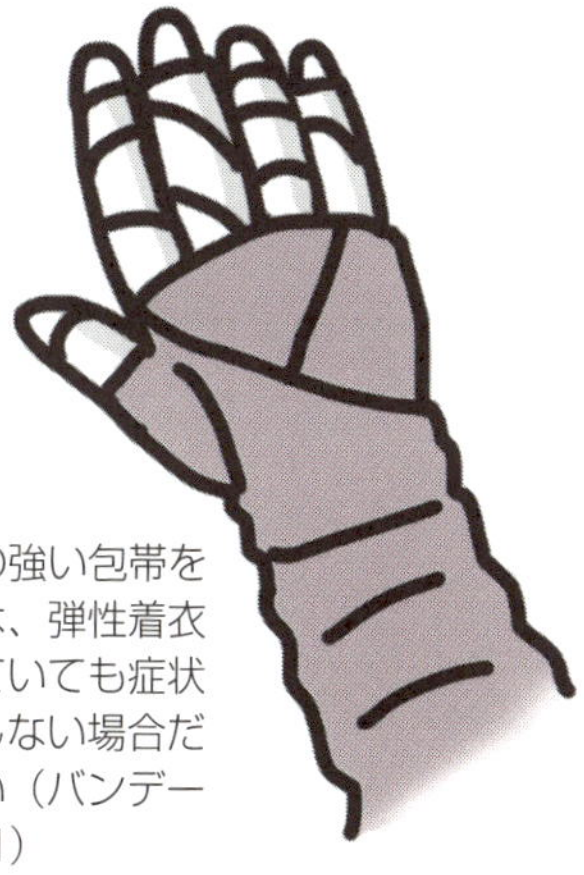

伸縮性の強い包帯を巻くのは、弾性着衣をつけていても症状が改善しない場合だけでよい（バンデージ→P91）

Q22

保険診療で充実したケアを受けるポイントは？

ふだんのケアのしかた、症状の変化を伝えましょう。効果的な方法を見出すことにつながります。

保険診療の決まり

保険診療をおこなう医療機関では、リンパ浮腫の治療・ケアにかかる費用の自己負担分は最大で３割になり、費用の面ではずいぶんかかりやすくなりました。

一方で、診療回数には制限があります。上手な利用のしかたを考えておく必要があります。

一定の基準を満たした施設でのみ認められている

保険診療をおこなえるのは、スタッフや施設、診療経験などについて一定の基準をクリアした施設に限られます。認定を受けていない医療機関では、自費での診療となります。

予防管理指導は2回まで

保険診療をおこなっている施設では、入院中に１回、退院後に１回、リンパ浮腫の予防管理指導が受けられます。その段階で浮腫の症状が出ていなくても、今後の対応をきちんと学んでおくことが大切です。

発症後の保険診療も回数制限がある

リンパ浮腫の保険診療が受けられるのは、明らかな症状のあるⅠ期以降の患者さんです。症状の程度に応じて回数に制限があります。

軽症（Ⅰ期～Ⅱ期前期）	6ヵ月に1回まで
重症（Ⅱ期後期～Ⅲ期）	最初の2ヵ月は11回まで。その後は月1回まで

弾性着衣・弾性包帯を医師の指示に基づいて購入した場合には、療養費として購入費の７～９割が支給されます（→ P72）。

診療の目的は効果的なセルフケアを確立すること

日本では、二〇〇八年に圧迫療法に用いる弾性着衣・弾性包帯の購入費や、リンパ浮腫管理指導に保険が適用されるようになり、二〇一六年にはリンパ浮腫の複合的治療にも保険適用が認められるようになりました。手術（リンパ管静脈吻合《ふんごう》術→P60）も保険が適用されます。

ただ、リンパ浮腫とうまくつきあっていくためには、患者さん自身が自分の病気のことを知り、効果的なセルフケアを実践していくことが必要です。外来での診療は、効果的なセルフケアのしかたを検討し、確立するためのものと考えておきましょう。

診療時に心がけたいこと

圧迫療法にせよ、リンパドレナージにせよ、外来で受けるケアの効果は一時的なものです。効果的なケアのしかたを専門家といっしょに考え、学び、自宅で続けられるようにすることが、診療を受ける本当の目的です。

日常の様子を伝える

ふだん自分でどのようにケアをしているか、弾性着衣の使い方や症状が悪化したときの状況などをきちんと伝えることで、適切なアドバイスを受けやすくなります。

状態が悪いときの写真を撮っておくとよい

むくんで腫れた状態は、日によって変動があります。受診時には改善していることもあるので、症状が強いときの状態の写真を撮っておき、診療時に見せるとよいでしょう。

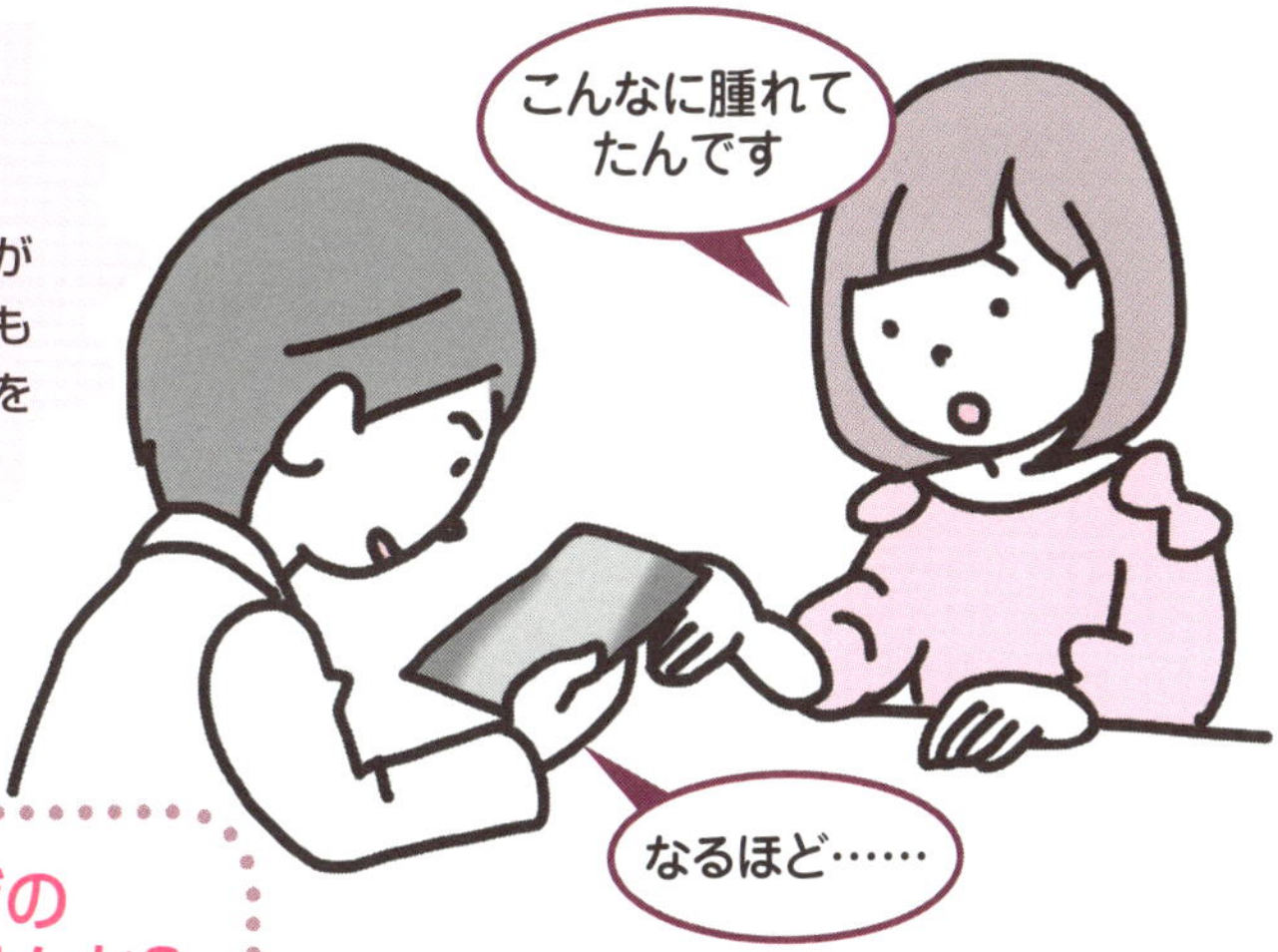
こんなに腫れてたんです
なるほど……

ONE MORE Q もっとリンパドレナージの回数を増やしてもらえませんか？

保険診療時以外にもリンパドレナージを受けたいという場合には、自費での診療をおこなっている施設を紹介してもらいましょう。利用する際の費用は全額自己負担になります。

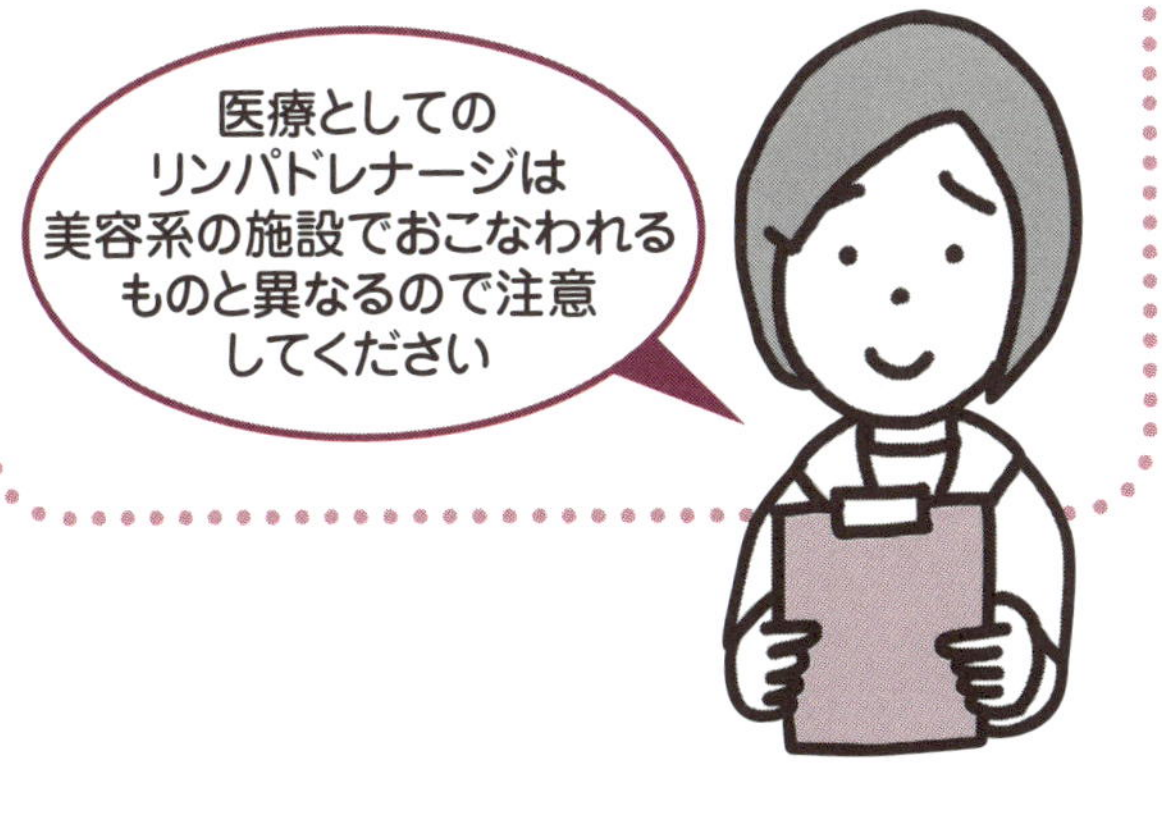
医療としてのリンパドレナージは美容系の施設でおこなわれるものと異なるので注意してください

Q23
蜂窩織炎が生じたら、どんな治療が必要ですか？

蜂《ほう》窩《か》織《しき》炎《えん》であることが確かなら、抗生剤（抗菌薬）を内服あるいは点滴し、患部を冷やすのが基本です。

抗生剤の使用が必要。しっかり治しておく

風邪の症状がないのに、突然発熱し、腕や脚が赤く熱をもっている場合は、蜂窩織炎の疑いがあります。まずは医療機関にかかってください。

蜂窩織炎と診断された場合には、抗生剤を処方されます。蜂窩織炎は細菌感染がもとで起こるため、細菌の増殖を防ぐ薬を使って早めに治すことが必要です。

服薬に加え、赤く痛みがある間は患部を冷やします。あとは、なにもせずゆっくり過ごしましょう。

蜂窩織炎がたびたび起こると、リンパ浮腫の悪化にもつながります。きちんと治しておきましょう。

治療の三原則

蜂窩織炎であることが明らかなら、薬を飲んで冷やす以外は、なにもしないのが一番です。

1. 抗生剤の使用

抗生剤の使用が基本です。市販の解熱剤で症状がやわらぐことはありますが、細菌感染を鎮める効果はありません。むやみに使用しないでください。

2. 冷やす

保冷パックより、氷を用いたほうがしっかり冷やせます。

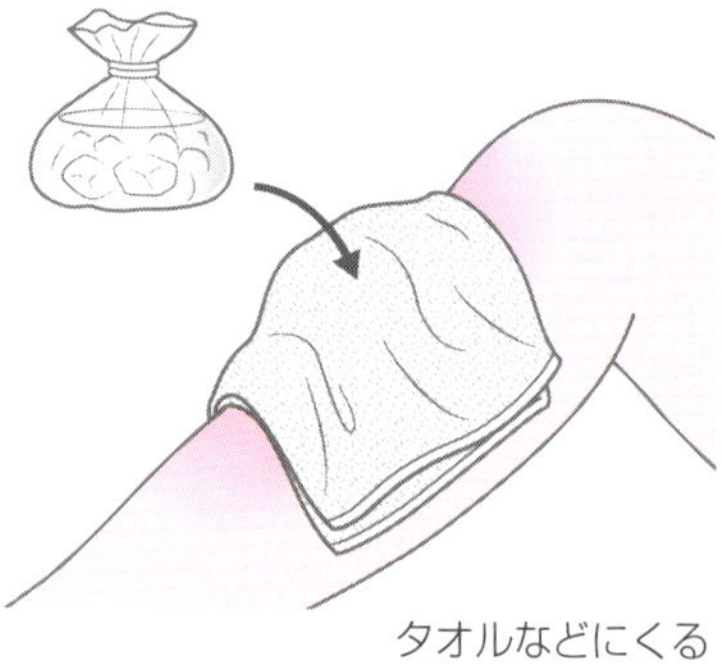

厚めのビニール袋に氷と水を入れて結ぶ。さらにもう１枚の袋で包むと水漏れしにくい
タオルなどにくるんで患部に当てる

3. 安静にする

無理をして感染が広がると、激痛も起きてきます。状態が落ち着くまでは、弾性着衣をつけたりドレナージをしたりしないでください。仕事や家事もできる限り休み、体を休めることが大切です。

早めの対処を心がける

蜂窩織炎が起こったら、早めに抗生剤を使い始め、細菌感染を鎮めることが大切です。抗生剤は処方箋なしには購入できません。医療機関にかかることが先決です。

インフルエンザと紛らわしいことも

風邪の症状がないのに、突然、発熱するのが蜂窩織炎の特徴です。あまり熱が高くないこともありますが、高熱になることも少なくありません。

冬場の高熱はインフルエンザと考えがちですが、腕あるいは下半身に赤みがないか確認を。インフルエンザと蜂窩織炎は治療の対処がまったく違います。

蜂窩織炎が疑われる症状

急な発熱／むくみが出やすい部分の発赤・発疹（→P24）

救急外来や休日診療の医療機関など

ふだんかかっていない医療機関を受診する場合には、自分からリンパ節を郭清していることを伝えましょう。

皮膚科

皮膚の症状は、さまざまな原因で起こります。皮膚科にかかるのもよい方法です。初めてかかる場合には、リンパ節を郭清していることを伝えましょう。

がん治療の診療科またはリンパ浮腫外来

がんの治療でかかっている診療科（乳腺外科、婦人科など）に連絡するか、リンパ浮腫外来に通っている人は、そちらに連絡してみましょう。

ONE MORE Q

蜂窩織炎は命にかかわる病気なのでしょうか?

蜂窩織炎の原因となった細菌感染が全身に広がるのでは、と心配する声も聞かれます。蜂窩織炎で致命的な状態になるおそれはまずないのですが、まれに敗血症まで進むこともあります。こうなるとたいへん危険な状態に陥ります。

どんな病気にもいえることですが、蜂窩織炎も、こじらせてはいけません。

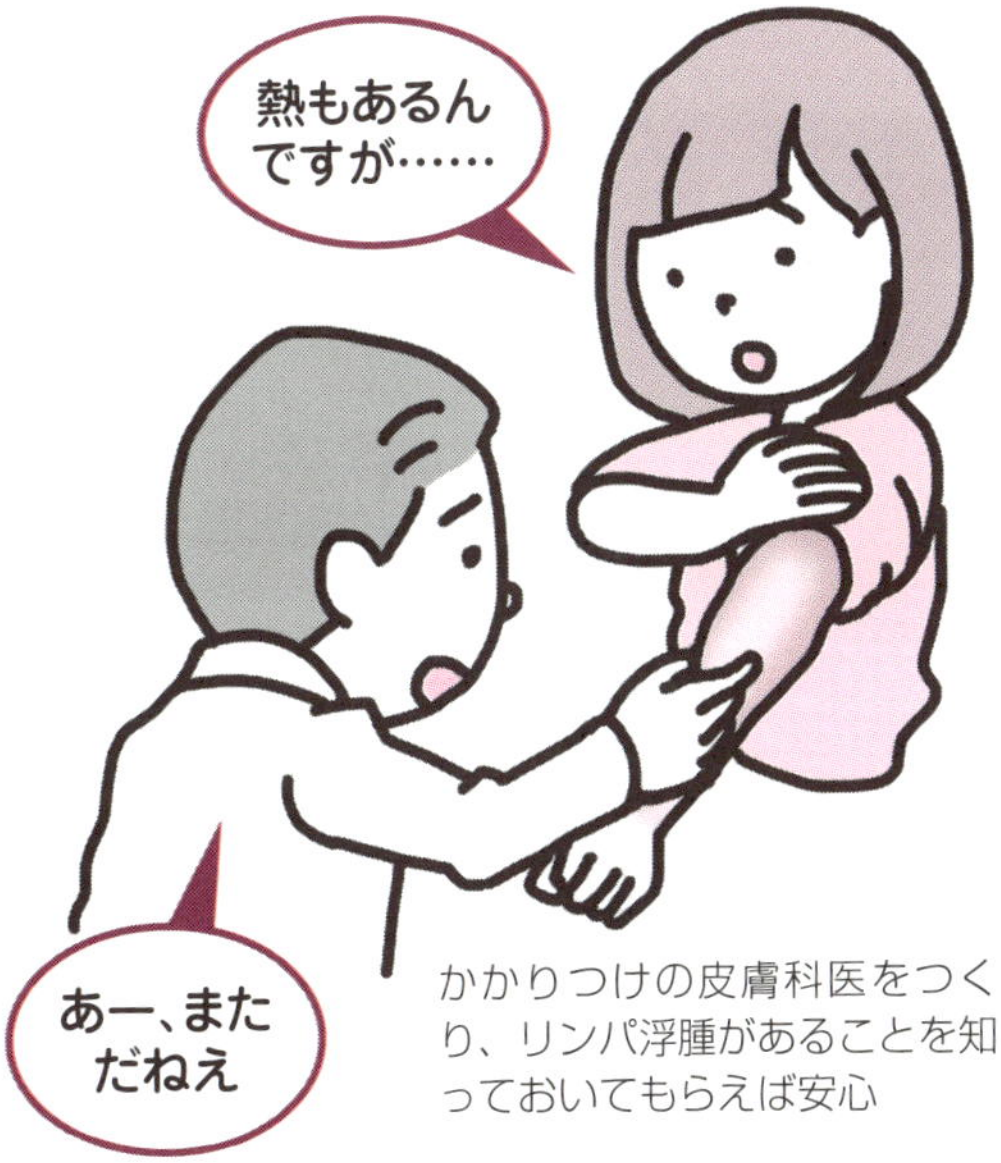

かかりつけの皮膚科医をつくり、リンパ浮腫があることを知っておいてもらえば安心

Q24

リンパ浮腫の手術とは？手術すれば治りますか？

リンパ管と静脈をつなげるリンパ管静脈吻合《ふんごう》術が主流です。効果の現れ方は個人差があります。

目的で分けると大きく2つ

リンパ浮腫に対する手術は、目的別に大きく2つに分類できます。

リンパの流れを改善して、むくみにくくするリンパ管静脈吻合術

　渋滞を起こしているルートを通らずに、リンパが静脈に流れ込む新たなルートをつくる手術です。

　手術の多くはリンパ管静脈吻合術ですが、リンパ節移植術をおこなうこともあります。

たまった脂肪を取り除いて細くする脂肪吸引術

　むくんだところに脂肪がたまり、かたまりができてしまうことがあります。通常のリンパ浮腫の適応はありませんが、特別な症例では、形を整える目的でたまった脂肪のかたまりを取り除く手術をすることもあります。

　正常なリンパ管を傷つけないように進める必要があるため、形成外科で手術します。

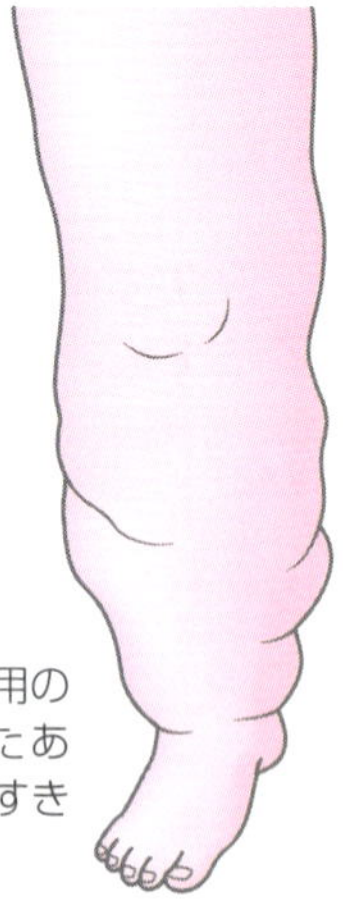

たまった脂肪を専用の容器で吸い出したあと、強く圧迫してすき間をなくしていく

症状が軽くなる可能性はある

　リンパ浮腫の手術にはいくつかの方法がありますが、主におこなわれているのは、リンパ管と静脈をつないで新たなルートをつくるリンパ管静脈吻合術です。

　リンパが流れやすくなる効果が期待できますが、郭清術前と同じ状態に戻せるわけではありません。術後もケアを続けることは必要です。

　一方で、手術後、リンパ浮腫の症状が軽くなった、蜂窩織炎を起こしにくくなったという人も少なからずいます。なかなか症状が改善せず、複合的治療での対応に限界を感じているのなら、手術を検討するのもひとつの方法です。

新たなルートのつくり方

2つの方法がありますが、日本でよくおこなわれるのはリンパ管静脈吻合術です。

リンパ管静脈吻合術

リンパ管と静脈を顕微鏡下でつなぎ、バイパスをつくる手術法です。渋滞が激しいルートに流れ込むリンパの量が減り、逆流が起きにくくなる可能性があります。ただし、重症のリンパ浮腫では効果が得にくいとされています。

◎局所麻酔でも可能。傷は小さめで体への負担が軽い

◎リンパ浮腫に対する手術の主流

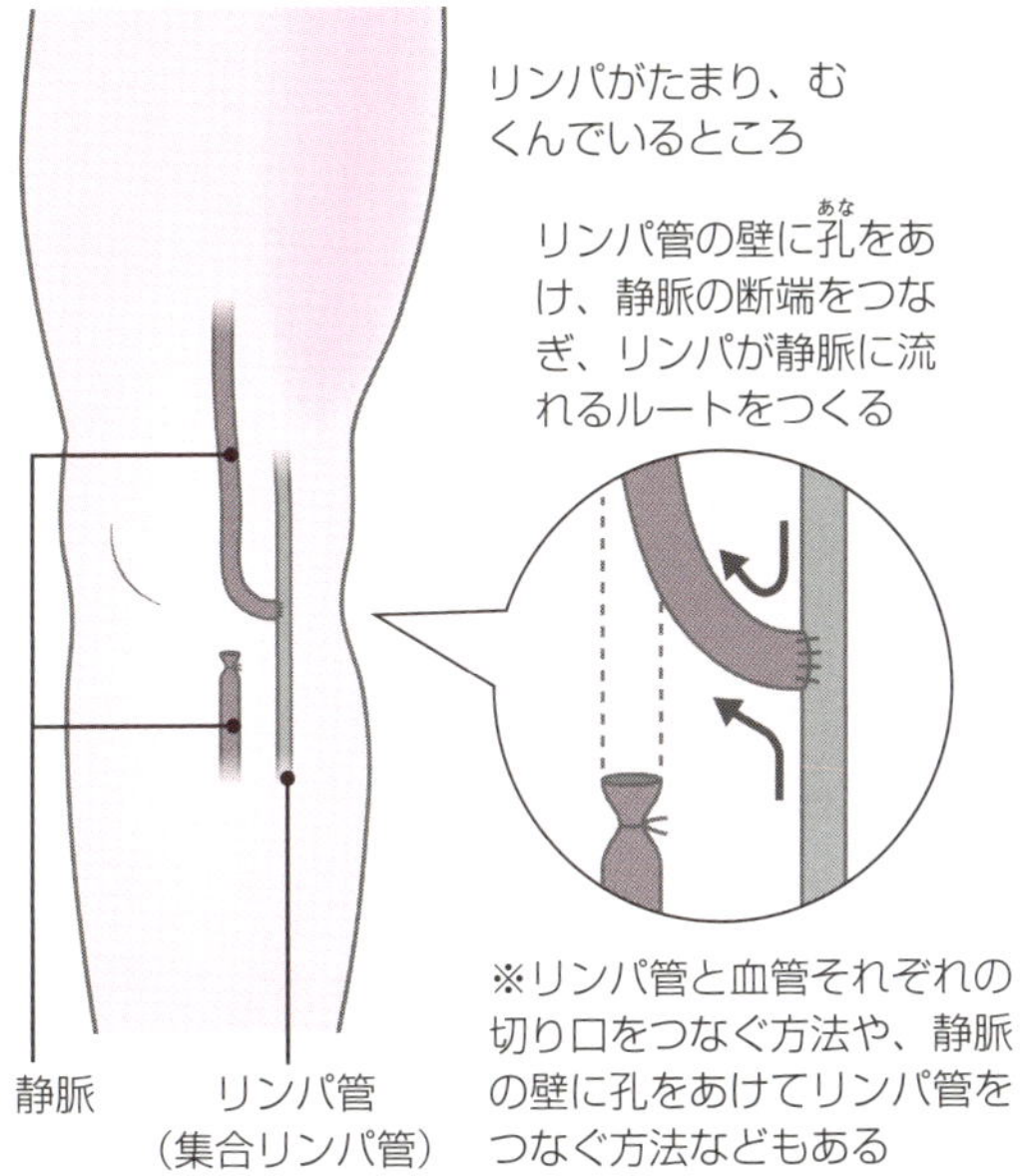

リンパがたまり、むくんでいるところ
リンパ管の壁に孔《あな》をあけ、静脈の断端をつなぎ、リンパが静脈に流れるルートをつくる
静脈
リンパ管
（集合リンパ管）

※リンパ管と血管それぞれの切り口をつなぐ方法や、静脈の壁に孔をあけてリンパ管をつなぐ方法などもある

術後もケアは続ける

リンパ管静脈吻合術では、9割に自覚症状の改善がみられたという報告もあります。ただし、弾性スリーブや弾性ストッキングによる圧迫療法は継続するのが基本です。

リンパ節移植術

浮腫のある部位に、ほかの部位から採取した健康なリンパ節を移植する手術法です。より重症のリンパ浮腫でも効果が期待できる一方で、採取したところに新たなリンパ浮腫が発生するおそれがあります。

◎全身麻酔が必要。傷が2ヵ所に残る

◎リンパ管静脈吻合術で改善が難しい場合に検討されることがある

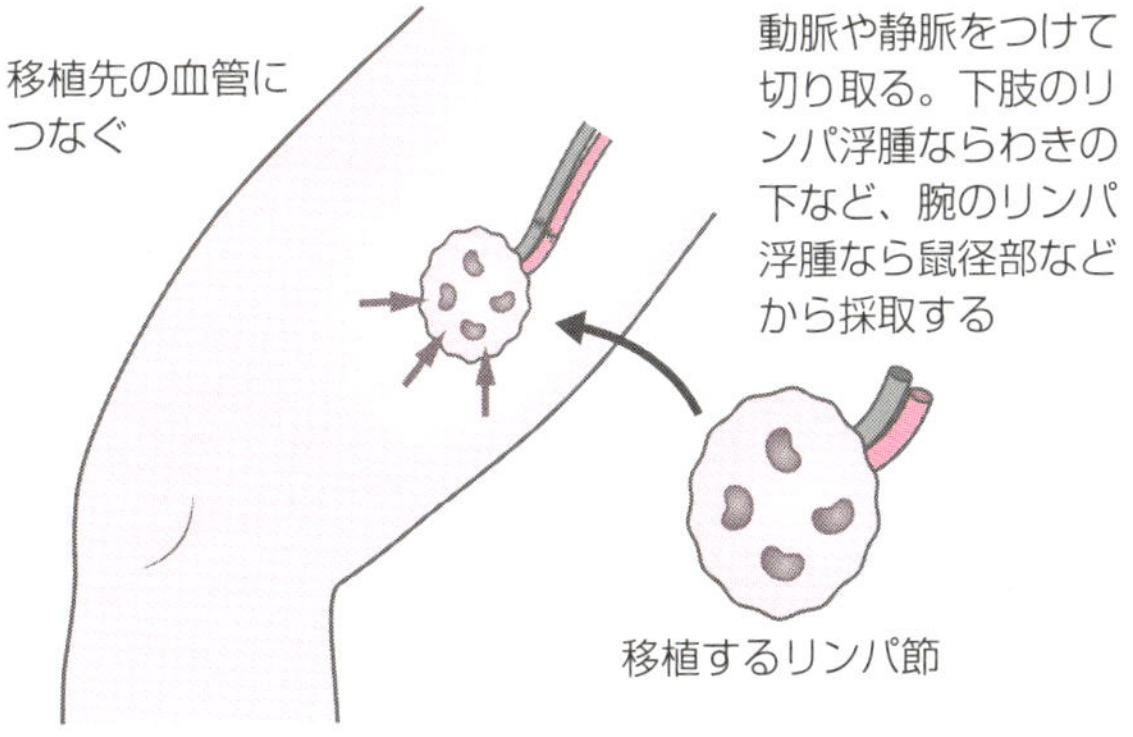

移植先の血管につなぐ
動脈や静脈をつけて切り取る。下肢のリンパ浮腫ならわきの下など、腕のリンパ浮腫なら鼠径部などから採取する
移植するリンパ節

Q25

リンパ管静脈吻合《ふんごう》術は、だれでも受けられますか？

リンパ管硬化が進んでいる場合、手術はおこなえないこともあります。

健康なリンパ管が残っているか事前の確認が必要

　リンパ管静脈吻合術は、複合的治療での対応が難しい場合の選択肢とされています。しかし、長期間むくみが強い状態が続いている場合、リンパ管硬化が進んでいることが少なくありません。健康なリンパ管が残っていないと、静脈とつなぎあわせることは難しく、無理につなぐと閉塞してしまうおそれがあります。そうなると、かえって症状が悪化することも懸念されます。ですから、まずは手術が可能な状態かどうか、事前に確認することが必要です。

　より高い効果を得るには、より早い段階で手術を検討することもひとつの方法です。

手術を受けるために必要なこと

手術は、患者さんが希望したからといって、すぐに受けられるものではありません。事前に十分検討することが必要です。

形成外科で相談する

リンパ浮腫の手術は、形成外科でおこなわれる治療法です。リンパ浮腫の診療を受けている医師に紹介を頼むとよいでしょう。

検査でリンパ管の状態を確認

蛍光リンパ管造影（ICG 検査）などをおこない、リンパ管の働き具合を確認します。健康な集合リンパ管が見つからない場合には、手術はおこなえません。

状態が悪いときは改善を待つ

炎症が起きているときや、皮膚の状態が悪化している場合には、まずは十分にケアして状態を落ち着かせます。体への負担は軽い手術とはいえ、できるだけ状態がよいときにしたほうが安全です。

リンパ管静脈吻合術の進め方

手術当日または前日に入院、術後は一晩病院で過ごし、問題がなければ退院になるのが一般的です。効果は徐々に現れます。数ヵ月様子を見て、改善が実感できれば手術の効果はあったと判断できます。

前日〜当日

ICG 検査や超音波検査で、リンパ管と静脈の位置や太さなどを確認。リンパ管と静脈をつなぐ部位を決める。複数のバイパスをつくることもある

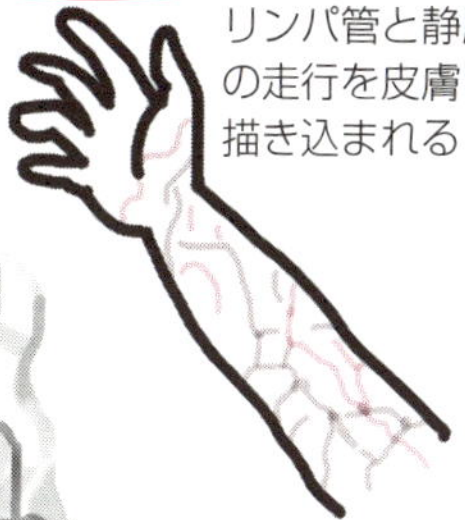

リンパ管と静脈の走行を皮膚に描き込まれる

手術

顕微鏡で手術部位を拡大して確認しながら、直径 0.5mm ほどのリンパ管と静脈を縫い合わせる。リンパ管と静脈をつなぐ個所が多ければ、その分時間がかかる

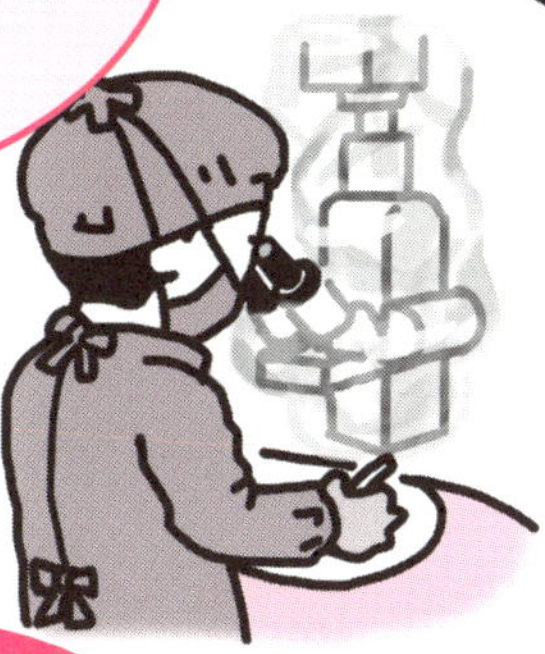

顕微鏡を使う手術方法はマイクロサージャリーと呼ばれる

退院

とくに問題がなければ、手術の翌日には退院。圧迫療法は自宅でも手術前と同様に続ける

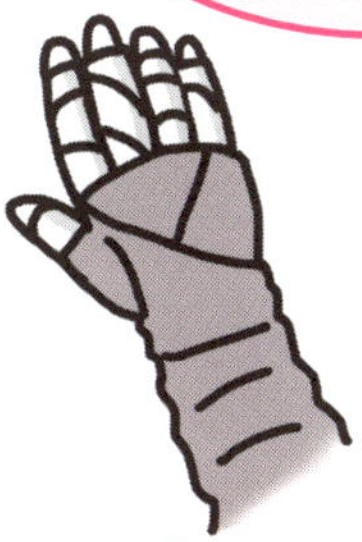

定期検診

1〜2週間後に傷とむくみの状態をチェック。問題がなければ以後は月1回の検診

半年後

むくみの状態が落ち着いてきたら、弾性着衣の圧などを再検討。状態がよければ、つけない日をつくったりできる場合もある

再手術も可能

さらなる改善を目指して、再手術をすすめられることもある

ONE MORE Q

手術を受けるデメリットはありますか?

期待するほどの成果を得られない、ということはあります。また、改善がみられた場合でも、適切なケアを怠れば再び症状が悪化することもあります。

手術後は1〜3cm ほどの傷が残ります。まれに傷の周囲の感覚が鈍くなったり、しびれが残ったりすることもあります。

リンパカフェの集いから ③

もしかしたら、蜂窩織炎のくり返しなのかも？

入浴のたびに浮腫のあるところが赤く腫れてしまうという患者さん。治りきらない蜂窩織炎が潜んでいる可能性もあるという、有意義なアドバイスが得られました。

（　　　　……患者さん。会話の内容はリンパカフェの記録をもとに、再構成しています）

Gさん　お風呂が大好きなのですが、入浴後は脚が真っ赤に腫れ上がってしまいます。冷まして腫れがひくのを待たないと、パジャマもはけません。夏だと1時間くらい、冬でも30分くらいかかります。みなさん、そんなことはありませんか？　湯温は38℃と、ぬるめに設定しています。

Hさん　私は温泉に入ったときでも、そこまでひどくなったことはないですね。個人差があるのかしら？　入る時間を短くしてみては？

Gさん　いつもカラスの行水のような感じですよ。冬は寒くてたまりません。あと、風邪をひいたときも脚が真っ赤になって、発疹が出てしまいます。

セラピスト　もしかしたら蜂窩織炎を何度もくり返している状態かもしれません。

Gさん　まあ！　どうすればいいですか？

セラピスト　日々、複合的治療をしっかり続けてください。ただし発熱や発疹がみられたときは圧迫やドレナージはストップします。必ず受診し、処方された薬をのんできちんと治しておきましょう。

司会者　あやしい症状があれば、蜂窩織炎を疑ってみることが大切なんですね。

セラピスト　熱があまり高くないと「風邪かな？」と思って見過ごしてしまう人も少なくないようです。「だるいなあ。頭も痛いけど、せきは出ないなあ」と思ったら腕・脚を見てください。異変があったら蜂窩織炎かもしれません。すぐに受診してくださいね。

第4章

自分で取り組む！リンパケア

リンパ浮腫に対するケアは、自己管理が中心です。
スキンケアや、弾性スリーブ、弾性ストッキングなどの着用、
適度な運動などを心がけていれば、症状のコントロールは可能です。
リンパ浮腫と上手につきあっていくためのケアのしかたを
しっかり学んで実践していきましょう。

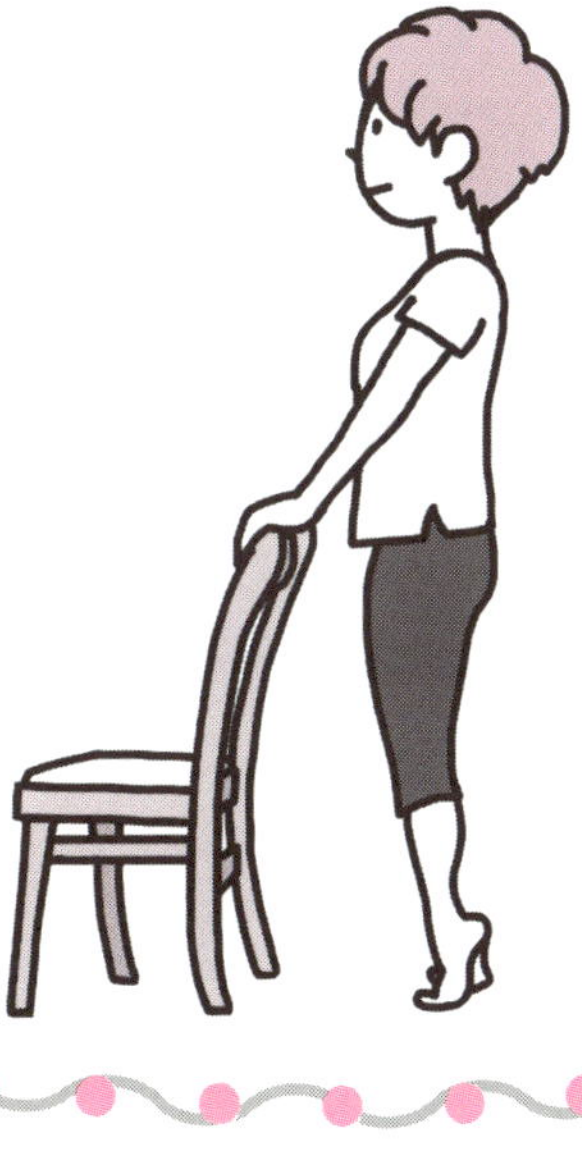

Q26

日常的なケアで、いちばん大切なことは？

スキンケアは必須です。むくみがあれば圧迫療法は続けましょう。疲れをためないことも大切です。

がんばりすぎず、自分をいたわろう

生活するうえで大切なのは、自分の体へのいたわりを忘れないこと。疲れたら休み、症状に合わせてケアを続けましょう。

リンパ浮腫に対する複合的治療のうち、スキンケアは、症状の有無にかかわらず毎日続けてください。弾性着衣を用いた圧迫療法も、むくみがあれば必要です。

運動は、浮腫のケアというだけでなく健康を維持するためにできれば取り組みたいことですが、無理のない範囲でかまいません。

リンパドレナージは、気持ちよいと感じればするという程度でよいでしょう。発症予防の効果は認められていません。

なにごともほどほどがいい

リンパ浮腫とのつきあいは長く続くもの。ケアも毎日の生活も、がんばりすぎず、ほどほどを心がけていきましょう。

日々のケア

リンパ浮腫のケアは、多くの労力をかければそれだけ効果が上がる、というものでもありません。「毎日、これくらい運動しなくては」「毎日、ドレナージをしなくては」などと、がんばりすぎないで！

ケアすること自体がストレスになっては本末転倒です。

仕事や家事

仕事、子どもや孫の世話、家族の介護などで忙しいときには、ついつい無理を重ねがち。自分の限度を知ることが大切です。

趣味・遊び

楽しいこと、好きなことでも、張り切りすぎは疲労のもと。体を休める時間はきちんと確保しましょう。

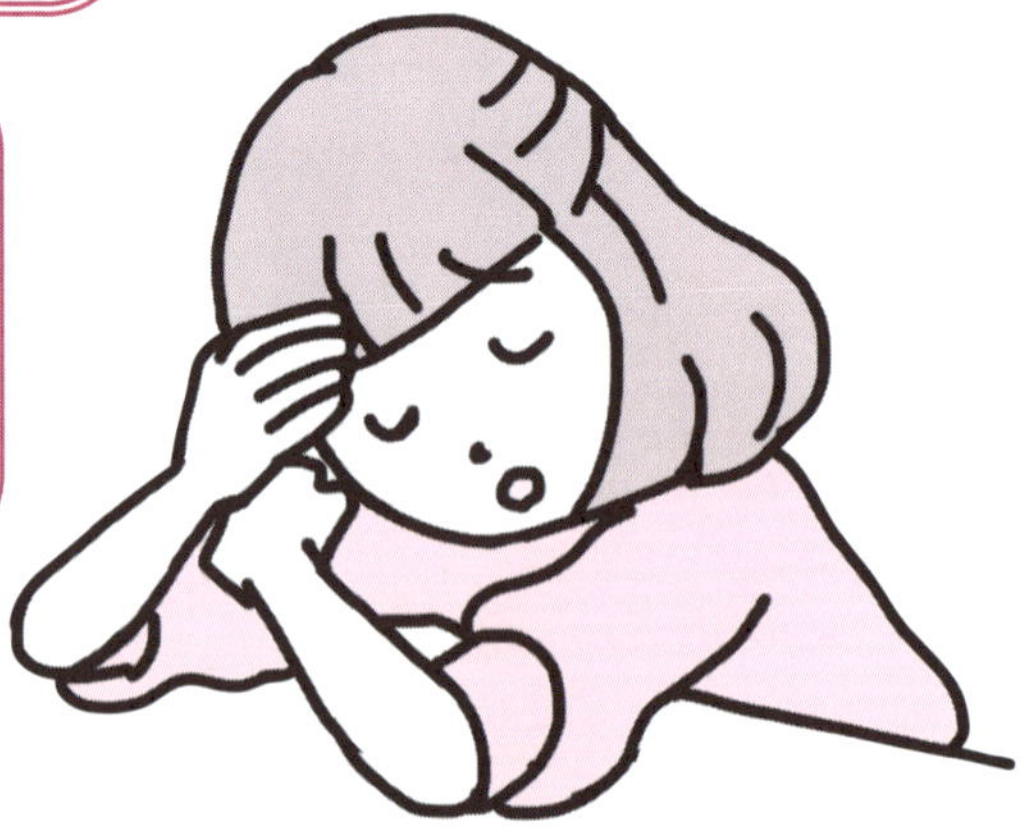

疲労・ストレスは、リンパ浮腫の発症・悪化を起こりやすくする

ためないための心がけ

疲労がたまるとリンパもたまり、むくみが出やすくなる傾向があります。活動しすぎて疲れたときには、体を休めるようにしましょう。

リンパは静脈に合流し、最終的には心臓へと戻っていきます。体を休めるときは、腕や脚を心臓と同じくらいの高さに保つと、リンパの戻りがよくなります。

使ってみよう！ ストレッチポール®

ストレッチポール®は、適度な硬さをもつ円柱形のストレッチグッズ。その上に上半身を乗せて寝転がると、自然に体が伸びて筋肉のこわばりがとれやすくなります。

直径15cmほどなので、脚だけ乗せて休むのにもほどよい高さです。

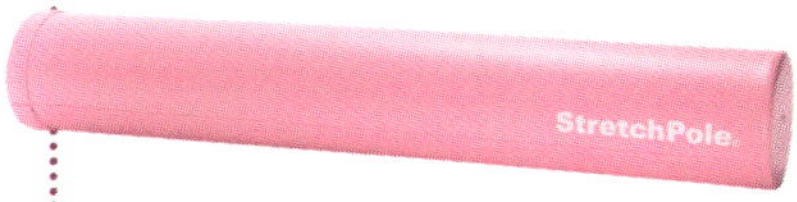

長さは1mほど。頭と背中、お尻を乗せて用いる。力を抜いてリラックスするのにちょうどよい

脚に浮腫があれば横になって休む

起きているときは、通常、脚はつねに心臓よりも下にあります。朝方はすっきりしていても、夕方になると腫れてくるようなら、日中も横になる時間をつくり、脚を少し高く保ちながら休むようにしましょう。

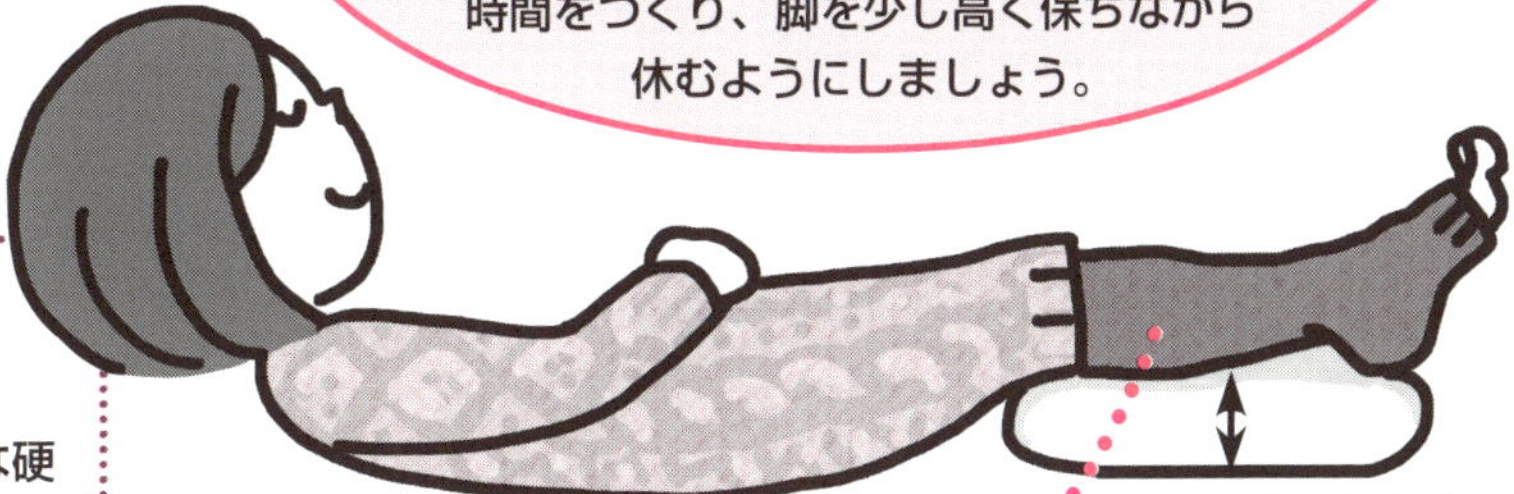

15cm程度。高すぎないように注意。高すぎると陰部がむくむ可能性がある

弾性着衣を使い続ける

むくみがある人は、起きている間ずっと弾性ストッキングや弾性スリーブなどの弾性着衣をつけ続けることで、よい状態を維持しやすくなります。「暑いから」などといって外している時間が多いと、むくみがひどくなってしまうこともあります。

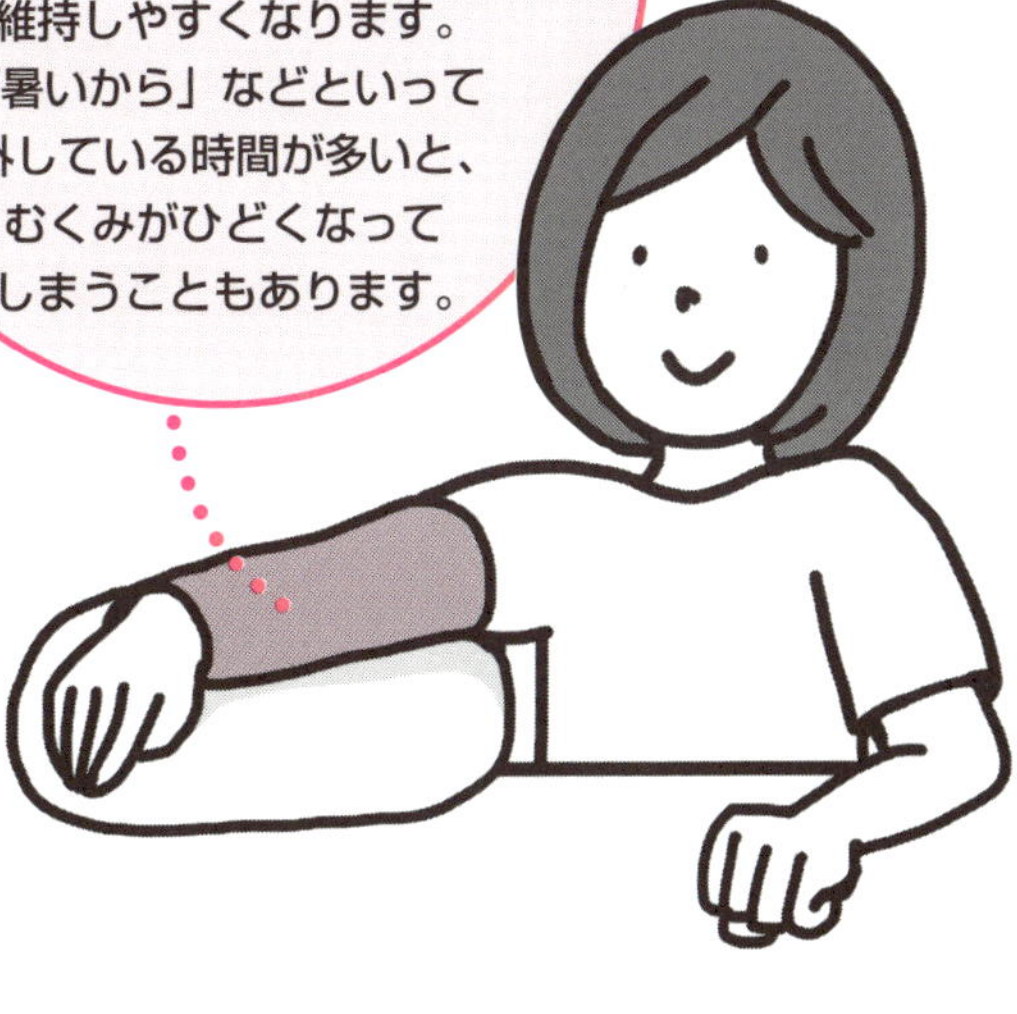

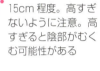

腕に浮腫があれば腕を高くして休む

机にクッションを置き、その上に腕を乗せておくのもよいでしょう。

Q27

スキンケアの具体策は？なにをすればいいですか？

清潔にすること、乾燥を防ぐこと、皮膚のトラブルを放置しないこと。大切なのはこの三点です。

入浴タイムを有効に使う

入浴で体を洗い流したあと、そのままにしておくと乾燥が進んでしまいます。入浴後の保湿が重要です。

皮膚や腫れの状態をチェックしながら、やさしく手で洗う
ナイロンタオルなどでゴシゴシ洗うと皮膚を傷つけてしまうこともある

浴槽につかる
湯温が高すぎたり、長くつかりすぎたりすると、むくみがひどくなることもあるので要注意

皮膚の乾燥が激しい人は、体を洗ったあとオイルやクリームを塗ってから浴槽に入り、入浴後もう一度塗り直すのもよいでしょう。

入浴後は、水気をふいたらすぐに保湿剤を塗る
完全に乾かないうちに保湿剤を塗り、体から水分が蒸発するのを防ぐ

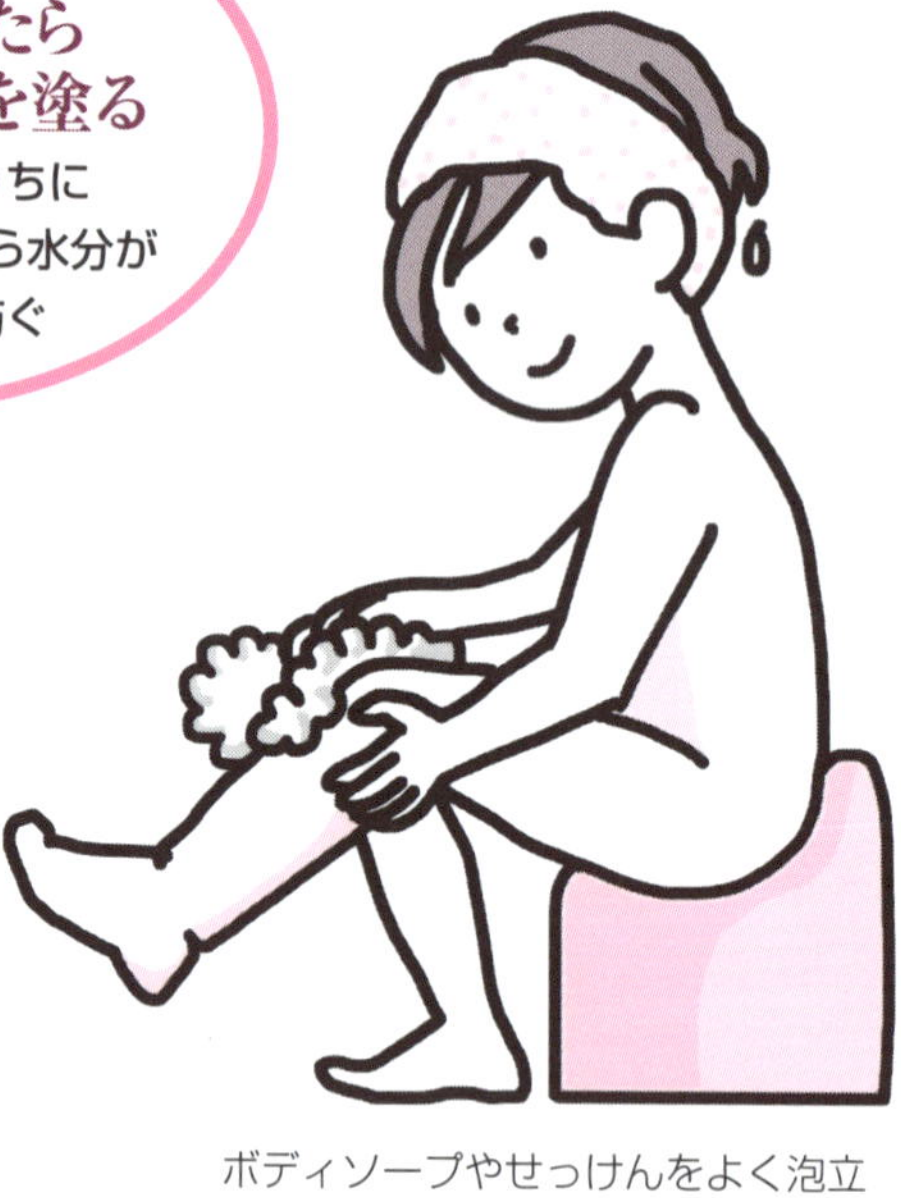

ボディソープやせっけんをよく泡立てて、手でなでるように洗っていく

こまめに保湿剤を塗って乾燥を防ぐ

スキンケアは、リンパ浮腫のセルフケアの基本です。発症・悪化の要因となりやすい蜂窩織炎を防ぐことにもつながります。

むくみがある場合には皮膚が乾燥しやすいので、とくに保湿が重

要になります。一年を通じて、皮膚の手入れを続けましょう。

保湿剤は、使ってみて肌荒れなどが起きないようなら、どんなものでもかまいません。なにを使うかより、こまめに塗ることのほうが大切です。乾燥が気になる場合はクリームタイプのもの、べたつきが気になるようならローションタイプのものなど、自分の好みに合わせて選べばよいでしょう。

心がけたいポイント

皮膚をよい状態に保つことが、スキンケアの目的です。そのために必要なことをしていきます。

清潔に保つ

汗や汚れは、そのままにしておくと皮膚を傷めるおそれがあります。雑菌が入り込んで炎症のもとになることも。入浴・シャワーで洗い流し、清潔に保ちましょう。

保湿する

皮膚の乾燥を防ぐことは重要です。弾性着衣をつける前や入浴後に、保湿クリーム・ローション・オイルなどを塗り、保湿を心がけましょう。

皮膚のトラブルはきちんと治療する

しつこいかゆみや、水疱など、皮膚にトラブルがあるときは、皮膚科を受診して適切な治療を受けましょう（日焼け・虫刺され・外傷への対応はP31）。

日常的に使える保湿剤の例

保湿剤は、ここに取り上げたもの以外にも多くの市販品があります。使用感・価格などから自分の好みに合わせて選びましょう。

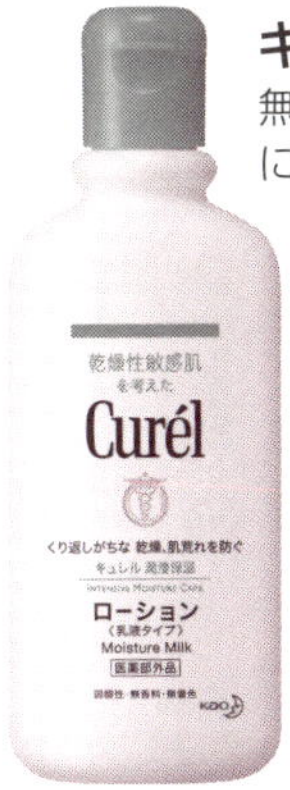

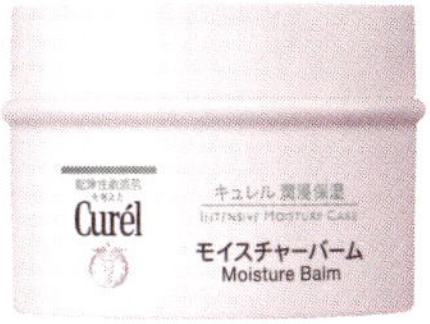

キュレル
無香料・無着色。敏感肌にもよいとされる

ワセリン
色の違いは精製度の高さの違い。保湿目的ならどちらでもよい

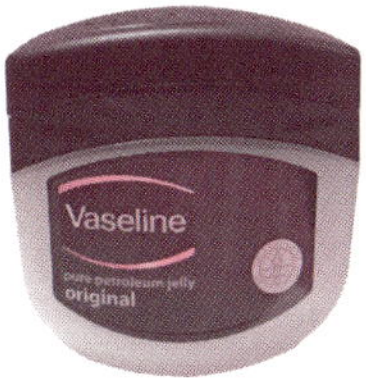

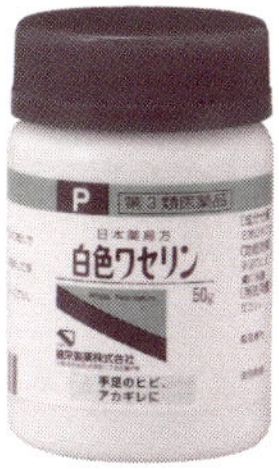

ヒルドイド®／ヘパリン類似物質入りの保湿剤
ヒルドイド® は乾燥が激しい場合などに処方される薬。同様の成分を含む市販品もある（HPローション、ヘパソフト、ピアソンHPなど）

ニベア
ロングセラーの保湿剤

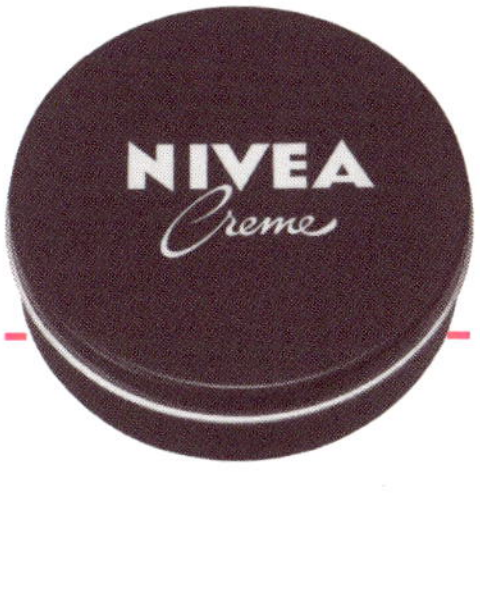

Q28

減量は必要ですか？どうすればやせられますか？

体重を減らすことで症状が出にくくなる場合もあります。食事を減らすだけでなく、体を動かすことも大切です。

太りやすい要因がそろっている

リンパ浮腫に悩む患者さんは、太りやすい要因がいくつもそろっています。体重が増加傾向にある人や、もともと太りぎみの人は減量を目指しましょう。

年齢的なもの

じっとしているときにも体を維持するためにエネルギーは使われます。これを基礎代謝といいます。30 代以降、一般に基礎代謝量は低下していきます。ですから、食べて摂取するエネルギー量と動いて消費するエネルギー量がずっと同じままだと、太りやすくなります。

▼年代別の基礎代謝量

（女性。その年代の平均的な体重の場合）

30～49	1150kcal
50～69	1100kcal
70～歳	1020kcal

（厚生労働省「日本人の食事摂取基準」2015 年版による）

治療の影響

乳がんの患者さんでホルモン療法を受けている場合、食欲が増したり、体内で脂肪の吸収が促進されたりして、太りやすくなることがあります。

活動量の低下

がんの手術後、体力が低下していたり、リンパ浮腫の発症・悪化への不安から運動を控えすぎたりして、活動量が低下する人が少なくありません。

肥満度をチェック！

肥満度の判定には、身長と体重から算出する BMI（ボディ・マス・インデックス：体格指数）という指標を用いるのが一般的です。自分の BMI がいくつか計算してみましょう。

BMI＝体重(kg)÷身長(m)÷身長(m)

BMI	判定
18.5未満	低体重（やせ）
18.5～25未満	普通体重
25～30未満	肥満度1
30～35未満	肥満度2
35～40未満	肥満度3
40 以上	肥満度4

BMI 25 を超えている人は減量を！

乳がんの手術後にリンパ浮腫を発症した人の約６割は、BMI 25 以上と報告されています。BMI 30 以上になると、リンパ浮腫を発症する危険性はより高くなります。

体重コントロールのポイント

短期的な体重の変化は食事の影響が大きいものの、食べたいものをがまんし続けるのは簡単ではありません。できる範囲で運動し、消費するエネルギーを増やしていきましょう。

食べる時間や食べるものに注意

肥満につながりやすい食生活は見直していきましょう（→ P41）。

□夕食は就寝3時間くらい前までに済ませる。デザートはなし

□甘いものを食べるなら、おやつの時間にちょっとだけ。ダラダラ食べない

□果物、ジュースをとりすぎない

□主食のごはん、パンなどは半分にする。そのぶん、おかずは増やしてもいい

□外食は定食ものを選ぶ

自分の状態をチェック

現実を知ることで、モチベーションを高めましょう。

□入浴前に鏡で自分の姿を見る

□毎日、同じタイミングで体重を測る

□浴槽の湯の上がり方、あふれ方をチェックする

疲れすぎない程度に運動量を増やす

適度な運動は、太りにくい体に変えるためにも有効です。

□体操を続ける（→P78～81）

□定期的にウォーキング、水泳、ダンスなどをして体をしっかり動かす

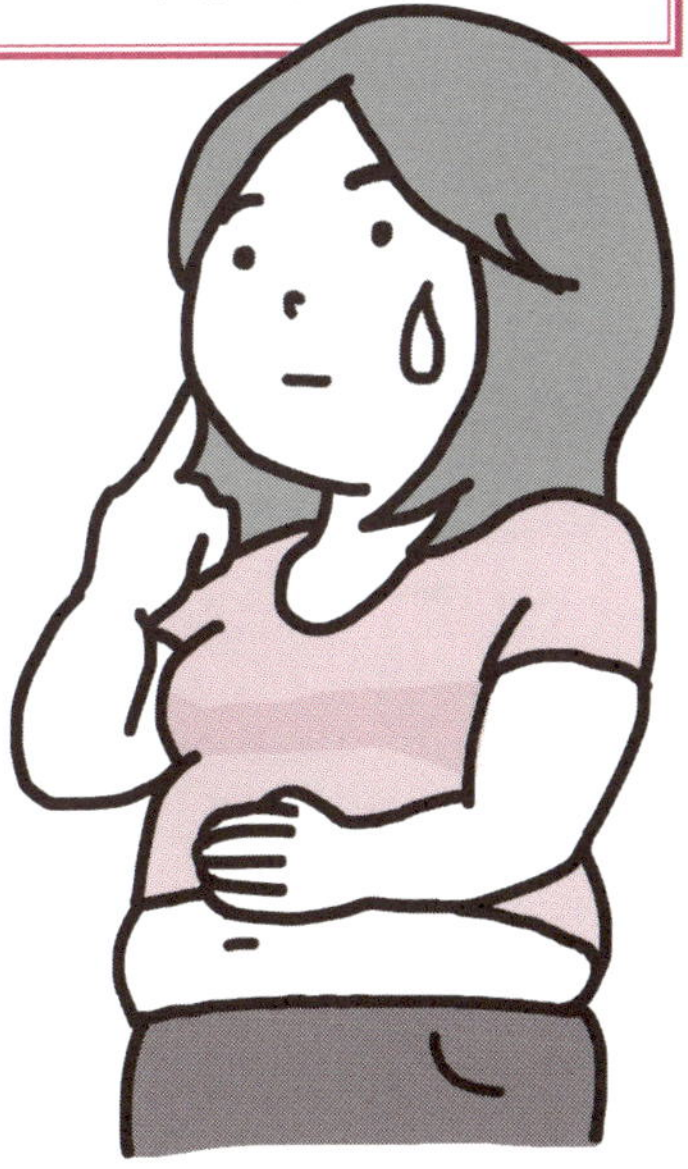

運動量を増やす心がけが大切

体重のコントロールは、とくに上肢のリンパ浮腫の患者さんにとって重要です。発症・悪化の要因になりやすいだけでなく、肥満は乳がんの再発リスクを高める要因ともされています。太りすぎると疲れやすくなります。下肢のリンパ浮腫にも悪影響を及ぼすと考えてよいでしょう。

食生活の改善とともに、運動量を増やす心がけが大切です。筋肉が増えたり内臓の働きが活発になったりすることで、エネルギーを使いやすい、つまりは太りにくい体に変えていきましょう。

Q29
自宅での圧迫療法のやり方を教えてください

むくみがあれば、日中は弾性着衣をつけ続けるのが基本。症状が強い場合などは、弾性包帯を用います。

通常は、日中ずっと弾性着衣をつけるだけ

自宅での圧迫療法は、多くの場合、強い収縮性のあるスリーブやストッキングなどの弾性着衣を使用します。通常は、これを日中ずっとつけて過ごすだけです。

むくみが強い場合などは、弾性包帯による圧迫（バンデージ）がすすめられることもあります。

状態に合わせて方法を変える

リンパ浮腫によるむくみがある場合、圧迫療法は必須です。圧をかけてリンパの逆流を起こりにくくすることで、リンパがたまりにくい状態を維持します。

明らかなむくみがある

→ **リンパ浮腫外来などで適切な製品を選んでもらい、購入する**

むくみの状態などにあった弾性着衣〔上肢用の弾性スリーブ・グローブ（またはミトン）、下肢用の弾性ストッキング〕、または弾性包帯を購入します。

むくみがなければ不要

圧迫療法にリンパ浮腫の発症を予防する効果は認められていません。腕の場合、むくみがないのに締めつけると、かえって症状が出やすくなるおそれもあります（脚については→ P74）。

手続きを忘れずに!

医療用の弾性着衣は１着数千円～数万円と高額ですが、医師の指示に基づいて購入した場合、加入している保険者（国民健康保険、健康保険組合など）に申請すれば、後日、購入費用の７～９割が支給されます※。

◎医師の指示書と領収明細書、所定の申請書などの必要書類を用意し、申請する

◎支給回数は6ヵ月に１回まで（1部位につき2着まで）

◎弾性着衣と弾性包帯は、同時に療養費の支給を受けることはできない

※支給の対象は、婦人科がん、乳がん、前立腺がん、膀胱がんなどの手術で、リンパ節郭清術を受けた人に限られている

陰部などのむくみは手持ちのものでも対応可能

おなかや陰部、鼠径部などのむくみ用に、専用のサポーターやガードルなども販売されていますが、通常、療養費支給の対象とはなりません。

ゆるめのガードルに生理用ナプキンを当てて下着の上からはけば圧迫は可能です。

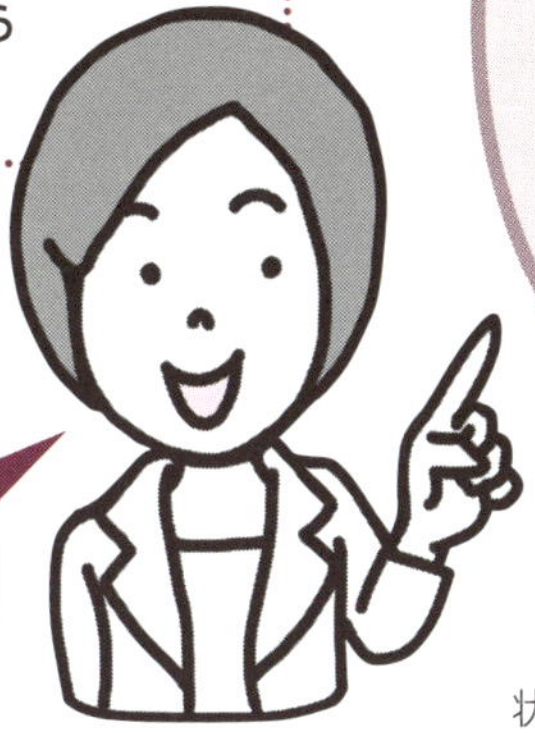

使い古しのものを就寝用にするのもおすすめです

弾性着衣は毎日つける

むくみの悪化を防ぎ、比較的軽い状態を維持するためのもの。面倒がらずに続けましょう。

◎朝、起きたらすぐにつける

◎入浴時は外すが、すぐに寝ないのなら入浴後、もう一度つけ直す

◎就寝前に外す。朝、起きたときにすっきりしないようなら、夜、寝る間も弾性着衣をつけたほうが戻りやすい。日中用いるものより、少し締めつけの弱いものを使うとよい

状態が改善したら弾性着衣のみでよい

一時的に悪化したときだけ、自宅でおこなうようにするのもよい（→P91）

弾性包帯による圧迫は適宜

腕や脚がいちじるしく太くなっているなど、比較的重症のリンパ浮腫には、弾性包帯を用いて圧迫し、状態を改善していきます。巻き方によって圧を変えられるので、改善とともに太さが変化していく過程にも柔軟に対応できます。

◎リンパ浮腫外来など、医療機関で指導を受けながら進める

◎面倒でなければ、よい状態を維持するために、弾性着衣のかわりに用いてもよい

▼圧迫療法に用いる製品の例

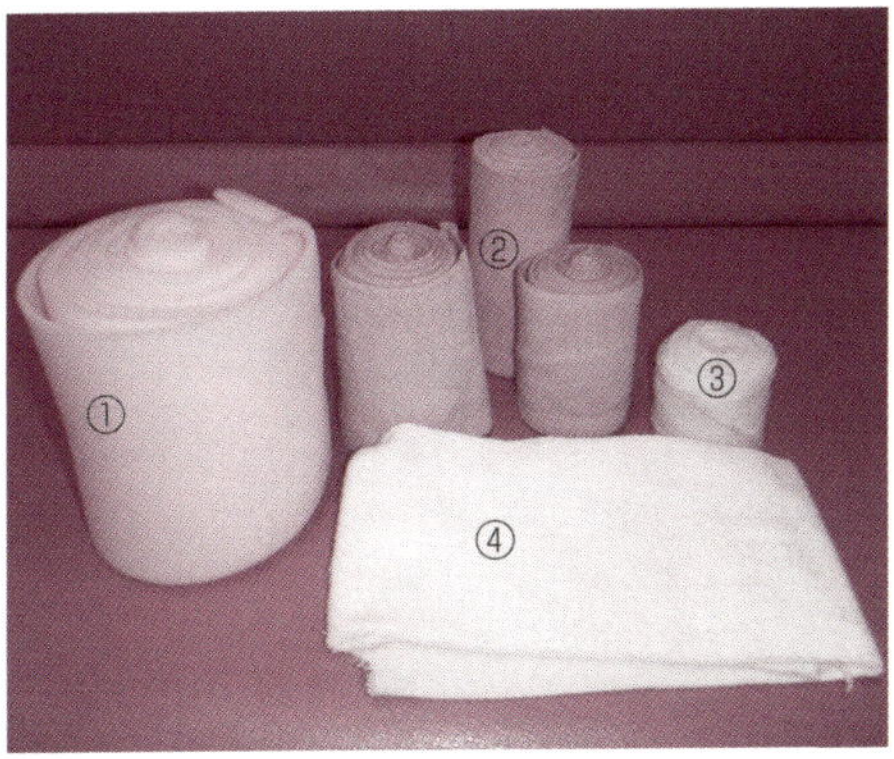

①スポンジ包帯　②ショートストレッチ弾性包帯　③指包帯　④筒状包帯

Q30

弾性着衣の選び方は？市販品でもいいですか？

リンパ浮腫外来で相談を。脚については、むくみが目立たない段階なら市販品を利用してもかまいません。

「つけて楽」ならそれが適したもの

弾性着衣には多くの種類があります。サイズや圧、形などが合わないと、かえって症状を強めてしまうこともあります。強い圧のものは、医療機関を受診したうえで購入したほうがよいでしょう。リンパ浮腫外来などでは試着も可能です。

自分に合ったものかどうか判断する基準は、患者さん自身の感覚。つまり、つけていると楽、むくみが減ったと感じるかどうかです。はっきりしたむくみがない段階であれば、圧が弱めの市販品を試してもよいでしょう。楽に感じるなら、使用しても問題はありません。

圧力
強いむくみにはより強い圧が必要

脚のむくみに対しては、「着圧ストッキング」などという名称で多くの商品が市販されています。リンパ浮腫の圧迫療法に用いる医療用のものにくらべて、圧は低めです。

▼圧迫圧※の目安

20mmHg 未満	入院時、深部静脈血栓症の予防など
20～30mmHg（27～40 hPa）	上肢のリンパ浮腫（軽症）
30～40mmHg（40～53 hPa）	下肢のリンパ浮腫（軽症）／上肢のリンパ浮腫（重症）
40～50mmHg（53～67 hPa）	下肢のリンパ浮腫（重症）

※足関節または手関節にかかる圧力。市販品はヘクトパスカル（hPa）での表示が多い

編み方
つけ心地・圧迫効果に違いがある

丸編みと平編みがあります。丸編みのものは通常のストッキングのように縫い目がなく、比較的やわらかです。平編みのものは板状の生地を縫い合わせてつくるため、縫い目があります。丸編みのものにくらべ厚め、硬めですが、圧迫の効果は高いとされます。

違いを知って選ぶ

医療機関を受診すると、腕や脚の状態をみて、おすすめの製品をアドバイスしてもらえます。療養費補助の申請に必要な医師の指示書には、装着する部位と圧迫圧が書かれるだけですので、好みのものがあれば自分で選ぶこともできます。

弾性スリーブの主な形

ずり落ちにくいよう、肩にかけるベルトがついている製品もあります。

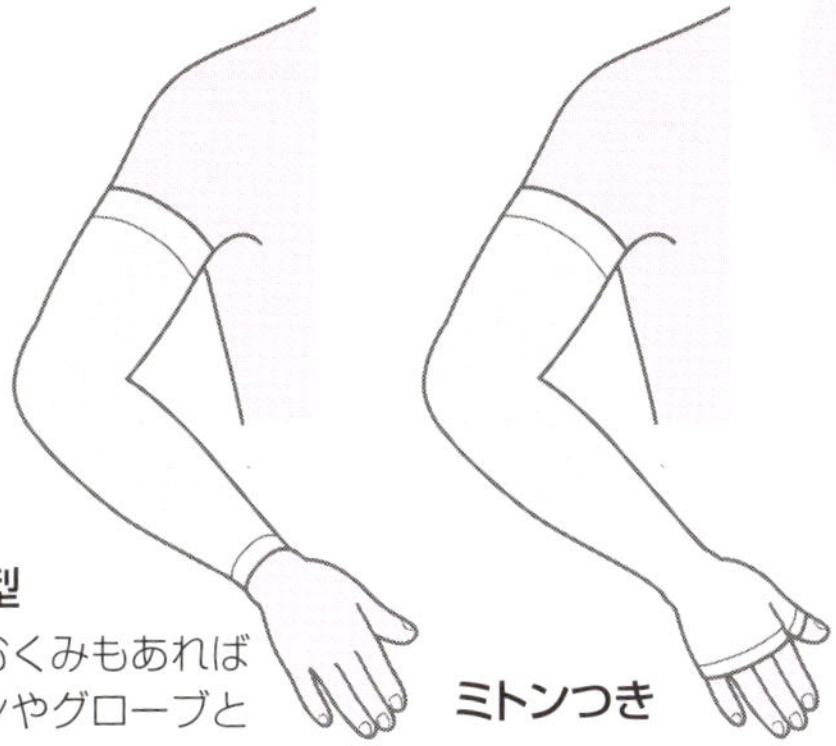

分離型

手のむくみもあれば ミトンやグローブと組み合わせて使う。炊事のときなどは外せるので便利

ミトンつき

手首の部分の食い込みが起こりにくい

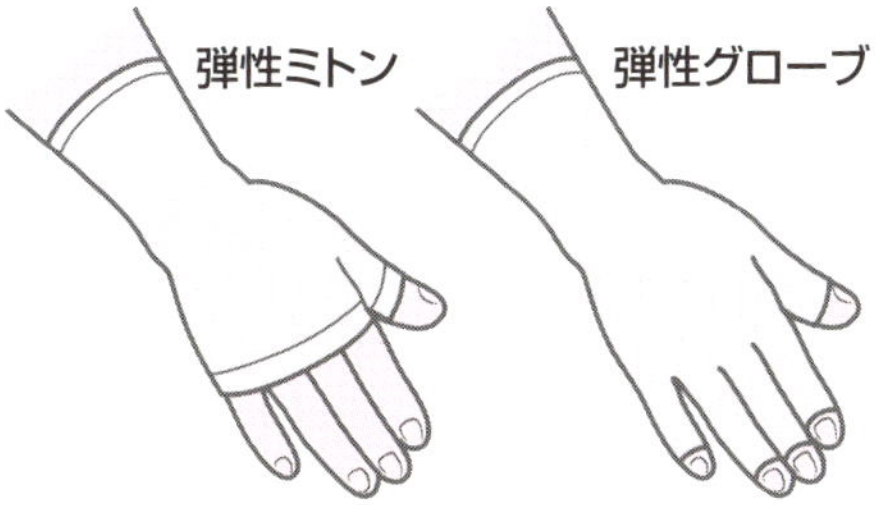

指にもむくみがある場合はグローブを用いる

形・サイズ
試着して心地よいものを

多くの種類があります。既製品のサイズが合わなければ、オーダーメイドも可能です。

弾性ストッキングの主な形

むくむのは片側でも、食い込みやずれが気になる人は、両脚のついたパンティストッキング型のものを利用するとよいでしょう。リンパ浮腫の場合、脚の上部からむくみが出ることが多いため、ハイソックスはあまり使われません。

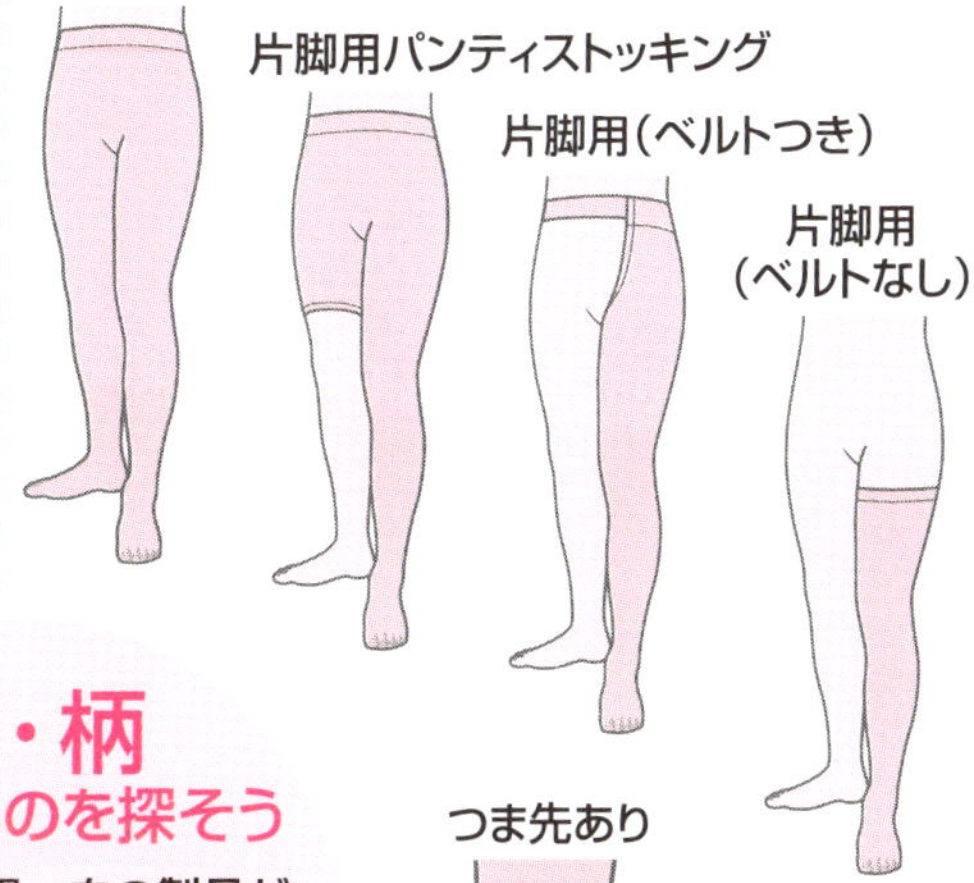

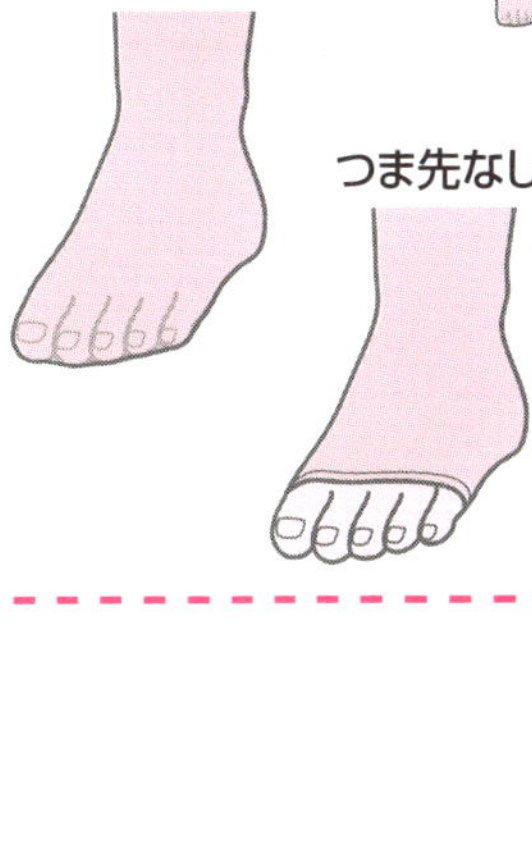

色・柄
好みのものを探そう

ベージュ、黒、白の製品が多いですが、メーカーによって異なります。弾性スリーブは、プリント柄のものもあります。

ひじやひざ、足首、手首などに食い込む、締めつけられて痛いなど、不快感があれば使い続けるのは危険。使用を中止し、別のものを選び直す

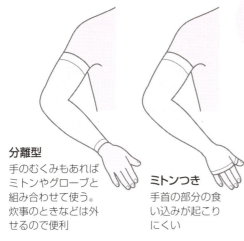

Q31

毎日の着脱がたいへんです。楽にするコツはありますか？

着脱を助ける補助具もありますが、圧の弱いものに替えるのもひとつの方法です。

使い続けるためにも工夫が必要

よい状態を維持するために欠かせない弾性着衣ですが、着脱の苦労が大きいと、使い続けるのが難しくなってしまいます。

着脱方法については各製品とも説明書がついており、リンパ浮腫外来などで指導も受けられます。

とはいえ、「やっぱりたいへん」という声も聞かれます。継続できずに悪化してから後悔するよりも、苦労の少ない方法を考えていきましょう。

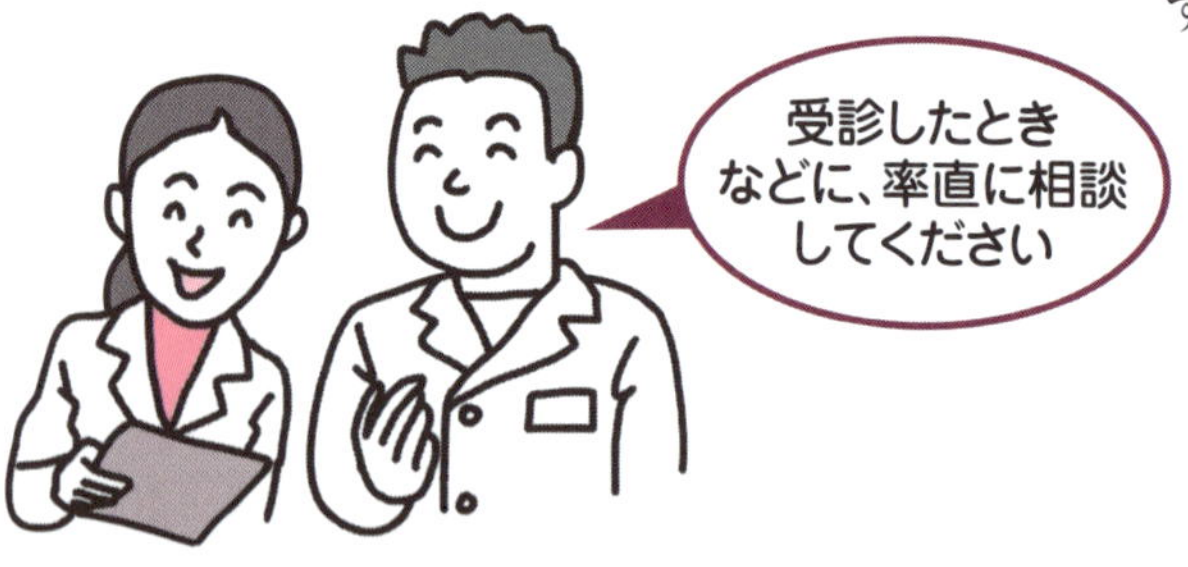
受診したときなどに、率直に相談してください

着脱しやすくするための工夫

とくに弾性ストッキングは、圧が高いものを使うことが多いので、着脱に苦労しがちです。自分に合った方法を探していきましょう。

ゴム手袋をはめてつける・脱ぐ

ストッキングは両手、スリーブは着用側とは反対の手にはめます。スリーブ、ストッキングの口に手や足を入れ、ゴム手袋をつけた手のひらでずらすように手先、足先まで進めていきます。

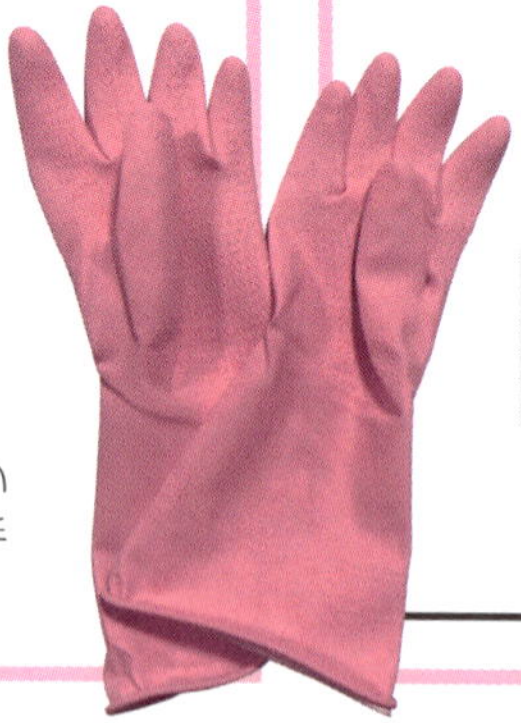

すべり止めのついた炊事用のゴム手袋などでよい

途中まで裏返しにしてつける

正しい手順として説明されることの多い方法です。外すときも裏返すのが楽です。

ストッキング
手を挿し入れてかかと部分を持ち、足首のところまで裏返す。口を大きく開いて足先からかかとまで一気に挿し入れる

スリーブ
ミトンつきは手首のところ、分離型のものは手首から5cmくらいまで裏返し、手を入れる

↓

裏返した部分を脚・腕にかぶせるように引き上げていく

裏返しにしてつけ外しする際も、ゴム手袋で生地をずらすようにするとよい

ふつうのストッキングをはいてからつける

暑さが問題にならなければ、薄手の通常のストッキングをはき、その上から弾性ストッキングをはくとすべりがよくなります。

圧迫圧の弱いものに替える

いろいろ試しても着用に10分以上かかるようなら、圧迫圧の弱いものに替えるのもひとつの方法です。

2枚重ねにしてもよい

同じものを２枚重ねると圧は１枚のときの1.7～2倍に。効果も減りません。ただし、暑い時期には向かない方法です。

着用補助具を使用する

手の力が弱くても着用しやすくなります。

すべりをよくするタイプ

イージースライドなど

【対象】つま先なしのストッキング。腕用もある

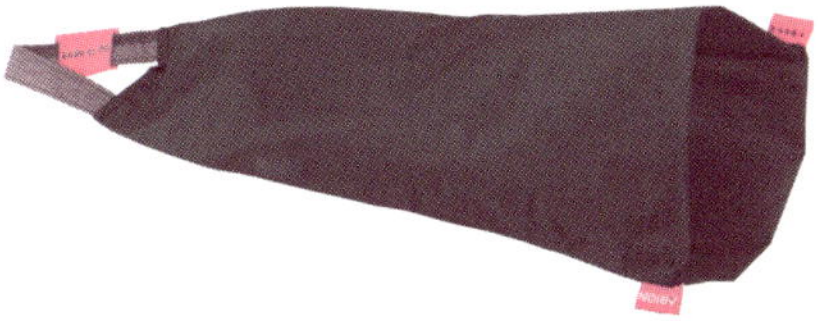

ツルツルしたすべりのよい布製の補助具をかぶせてから弾性着衣をつけ、あとから補助具を引き抜く

器具を使うタイプ

ジョブスト®ストッキングドナー（下記写真）、メディバトラーなど

【対象】腕用もあるが主に脚。つま先あり・なしともに使える

器具中央の突起部分にストッキングを裏返しにかぶせ、足を挿し入れて器具を持ち上げる。太ももまで着用できたら器具を外す

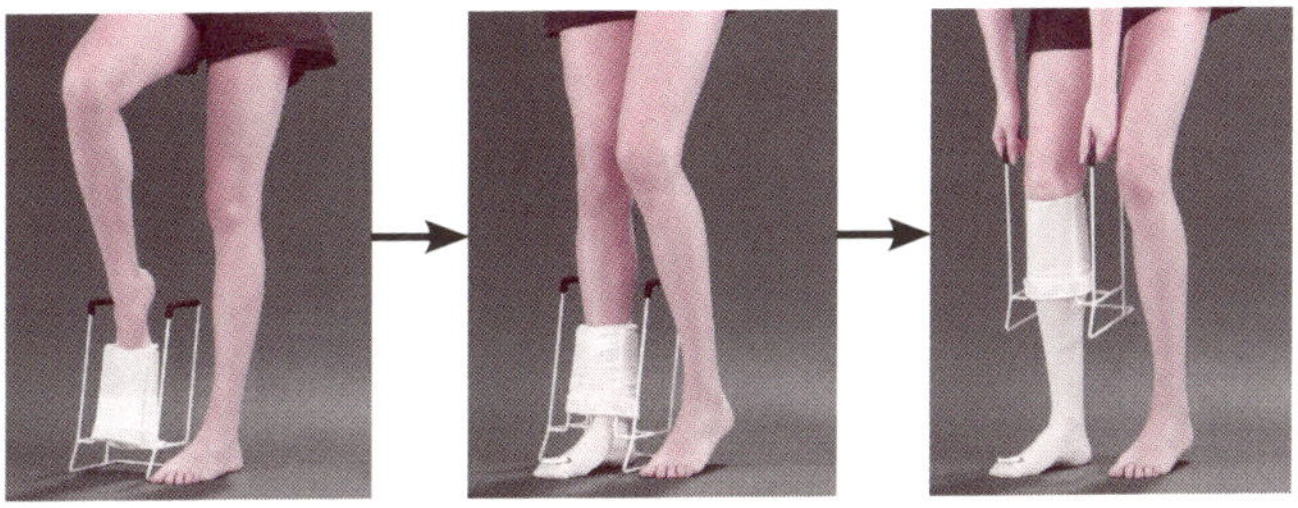

脱ぐときは靴べらが役立つ

弾性ストッキングは、足首・かかとを抜くのがいちばんたいへん！足首までストッキングを下げたら靴べらを挿し入れ、かかとに沿わせようにすると脱ぎやすくなります。

家にいるときはエアボ・ウェーブを使う

平編みの厚い生地でつくられた筒状包帯。着脱が楽にできるうえ、ある程度の圧もかけられます。家で過ごす日は、こうしたものを利用するのもよいでしょう。

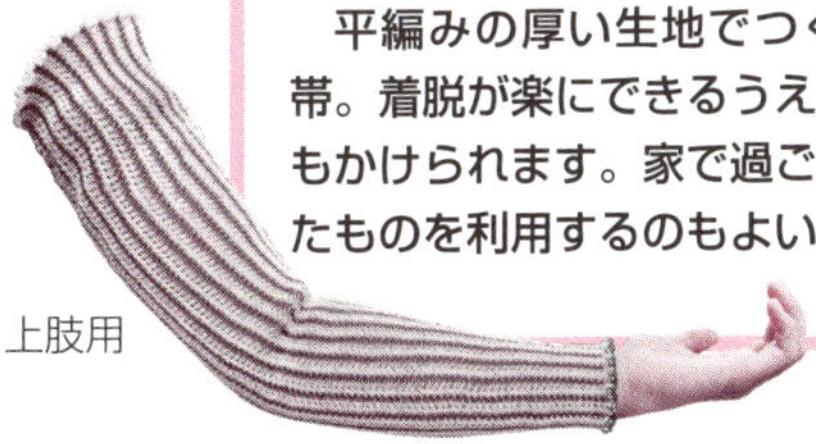

上肢用

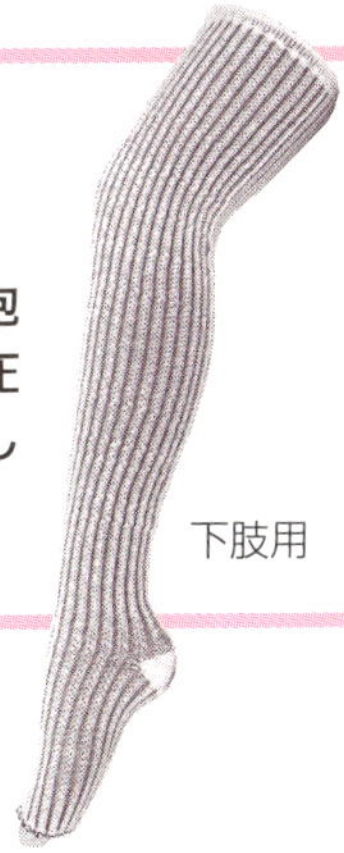

下肢用

Q32

むくみを軽くする運動のしかたを教えてください

手軽にできる体の動かし方を覚えて実践しましょう。少しずつでも毎日続けることが大切です。

弾性着衣をつけたままくり返すのが効果的

体を動かすことでリンパの流れは改善し、症状による不快感を減らすことができます。効果を高めるポイントは、弾性着衣をつけて圧迫しながら運動すること。リズミカルにくり返す、ひどい筋肉痛や疲労感を残さない程度にすることも大切です。

準備体操からスタート

まずはゆっくり深呼吸。そのあと首、肩、足先をほぐしていきます。

深呼吸

おなかに手を当て、息を大きくゆっくり吸い込んだあと、口をすぼめながら静かにゆっくり息を吐く

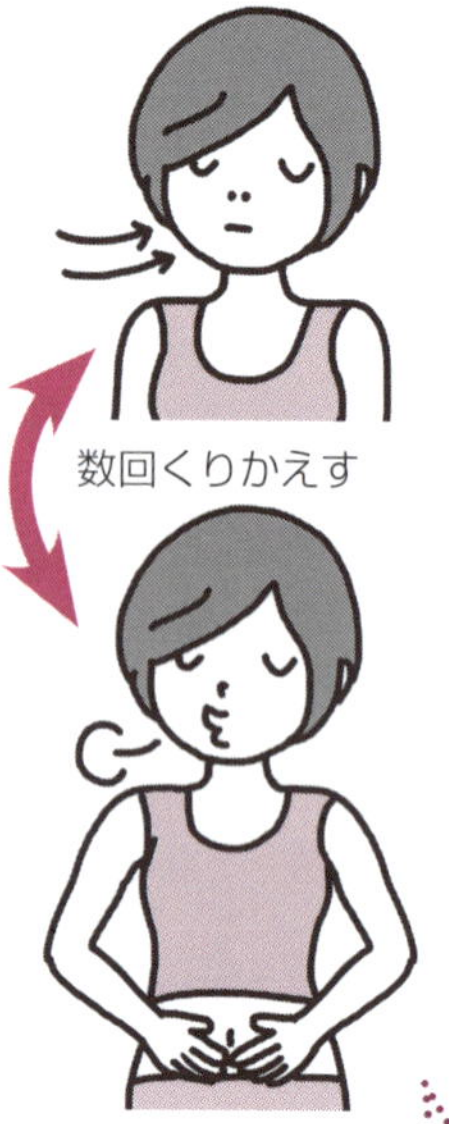

数回くりかえす

首のストレッチ

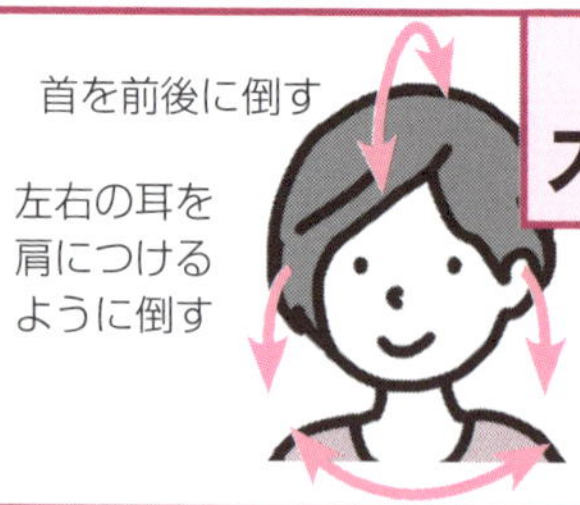

首を前後に倒す
左右の耳を肩につけるように倒す
顔を左右に向けて、首をひねる

肩回し

両ひじを持ち上げ、肩の関節を回す。前回し、後ろ回しを適宜おこなう

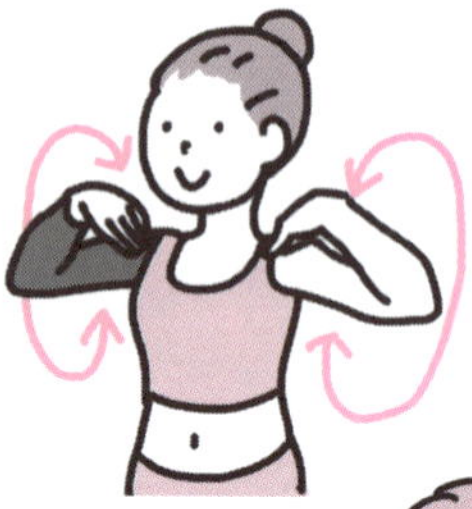

かかとの上げ下ろし

立った姿勢でかかとを上げたり下げたりする

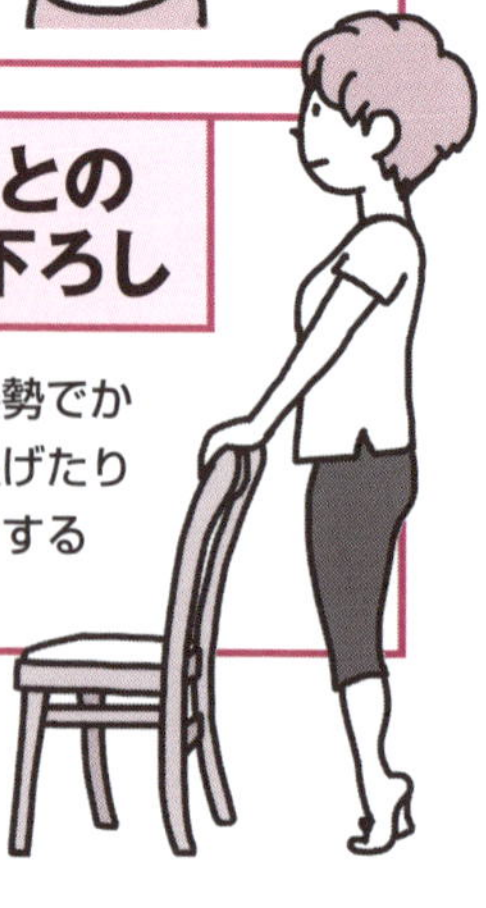

深呼吸だけでも効果的

深く息を吸い込むと、肋骨が大きく開いて胸腔の内圧が下がり、心臓に戻る血液・リンパの流れが促されます。肋骨周辺の筋肉の動きを感じながら、ゆっくり深呼吸をくり返しましょう。

ストレッチ動かす

じっとしてばかりいると筋肉が硬く縮こまり、リンパも血液も流れが悪くなってしまいます。ストレッチしながら筋肉を動かしましょう。リンパがたまりやすいところを意識しながら、ゆっくりおこなうのがポイントです。

胸と背中のストレッチ体操

1 腕を前に伸ばしてから上に引き上げ、腕全体をねじりながら、もとの位置まで戻す

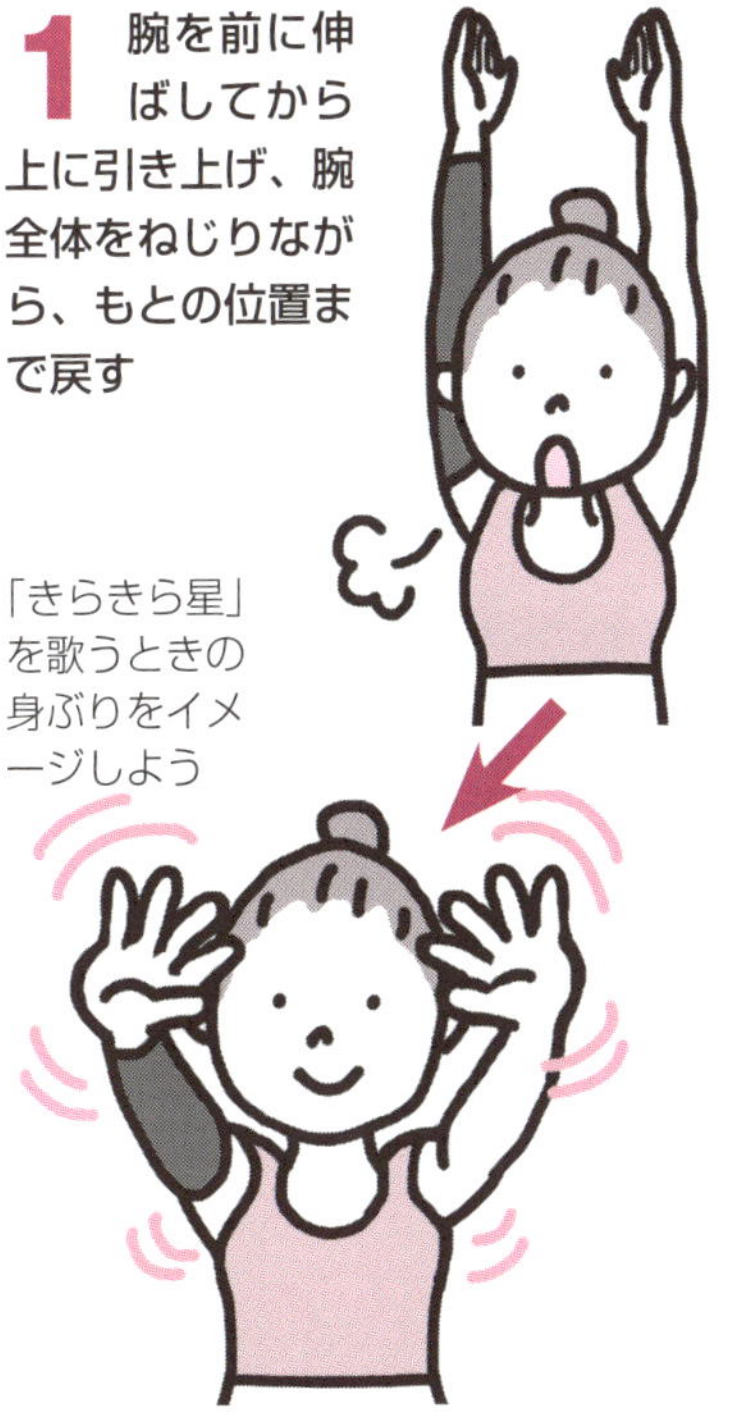

「きらきら星」を歌うときの身ぶりをイメージしよう

2 腕を左右に伸ばして肩の位置まで上げ、1の動きと同じように腕全体をひねりながら、下ろしていく

胸と背中のストレッチ体操

1 息を吸いながら、ひじを後ろにぎゅっと引き、胸を広げ、ストレッチ。手は強めにグーを握る

手のひらをグーパーさせるだけでも、リンパの流れが促される。1日数回くり返してみよう

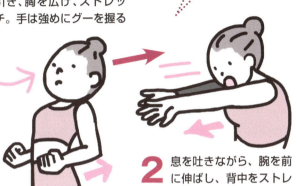

2 息を吐きながら、腕を前に伸ばし、背中をストレッチ。手はパーにして開く

股関節のストレッチ体操

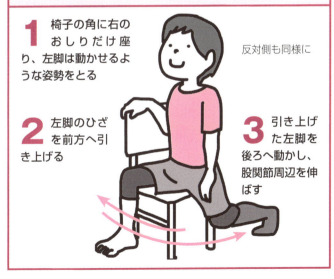

1 椅子の角に右のおしりだけ座り、左脚は動かせるような姿勢をとる

反対側も同様に

2 左脚のひざを前方へ引き上げる

3 引き上げた左脚を後ろへ動かし、股関節周辺を伸ばす

リズミカルにくり返そう

全身の大きな筋肉を動かします。1分続ければ有酸素運動になります。

スクワット

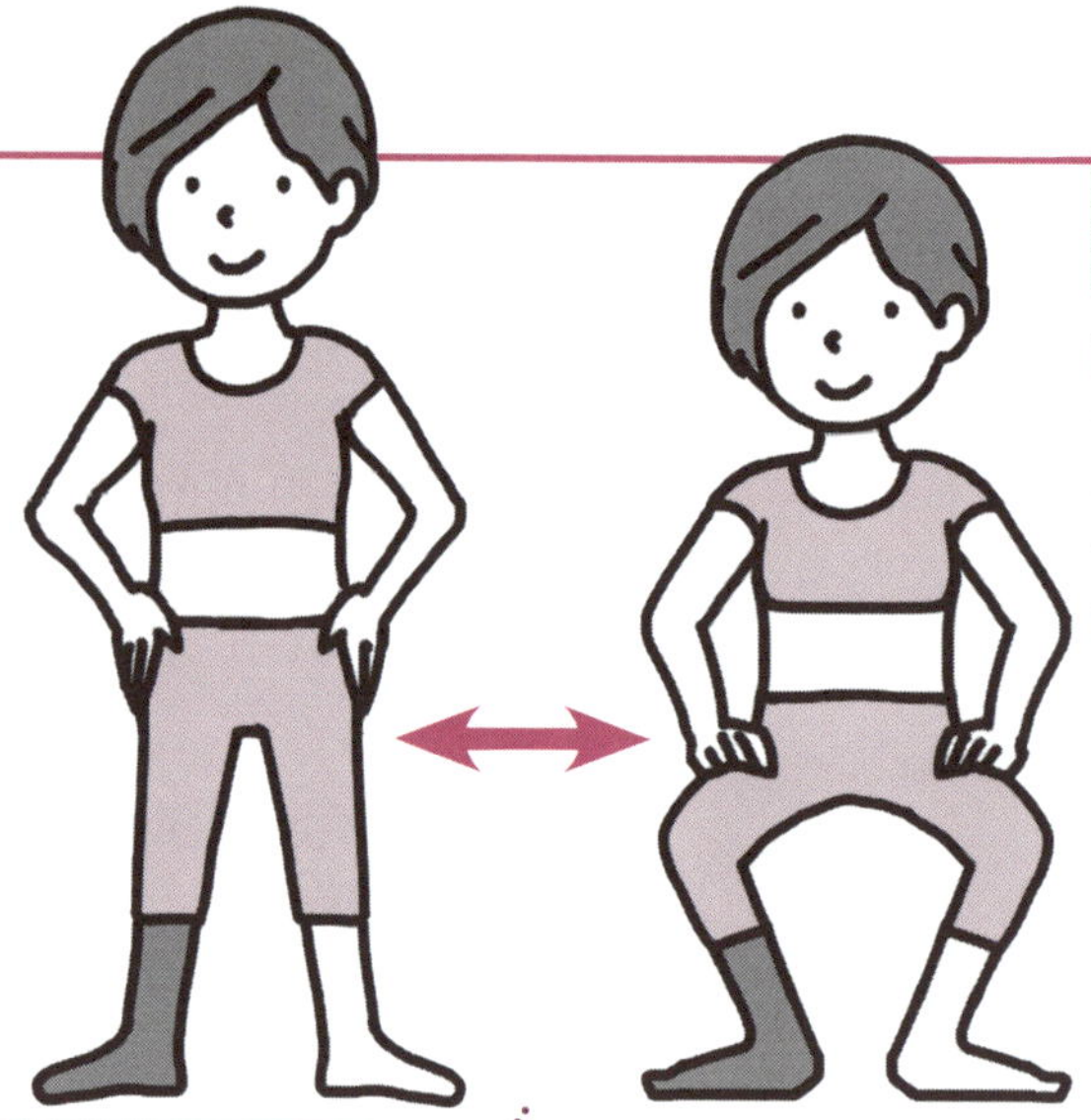

両足を広げて立ち、腰を垂直に落とす。股関節、ひざの関節、足首の関節の運動を意識しながらくり返す

股関節回し

仰向けになって片脚を曲げ、ひざに手を当てながら脚のつけ根を回す。右回し、左回しを適宜おこなう

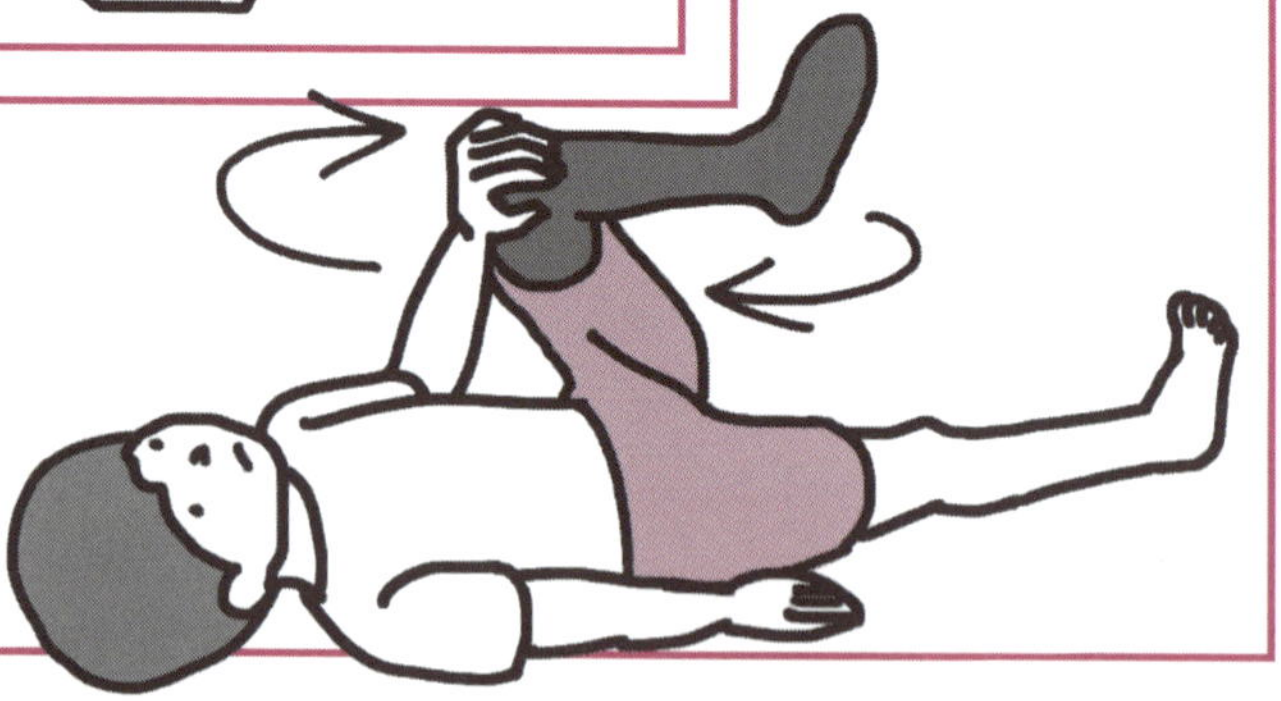

こんな運動もおすすめ！

座ったままできる足首の運動もしてみましょう。

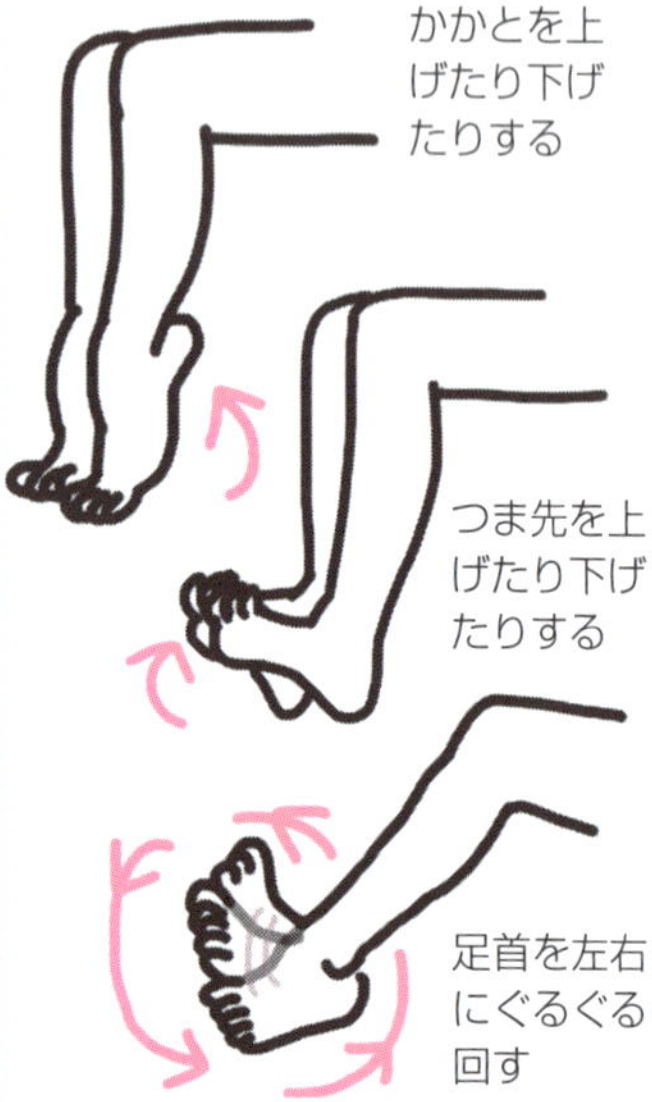
かかとを上げたり下げたりする
つま先を上げたり下げたりする
足首を左右にぐるぐる回す

無理なくできることに取り組もう

　体を動かすことでむくみが悪化しないかと、不安を感じている人もいるかもしれませんが、じっと座ってばかりの生活も体には負担がかかります。過度な運動でなければ、メリットのほうが大きいといえます。

　ただし、無理はしないこと。とくに太りぎみの人は運動だけでやせようとせず、食生活の見直しも必要です。少しずつ筋力をつけながら、安全におこなうことを優先してください。気持ちよくできる範囲で、取り組んでいきましょう。

「もっと運動したい!」というときの注意点

体力がついてきて「もっと体を動かしたい」という場合には、回数、時間を少しずつ増やしていきましょう。

へとへとになるほどやりすぎるのは禁物です。「ちょっと物足りないけれど、また明日も取り組もう」と思えるところでやめるのが、大切なポイントです。

音楽に合わせて体を動かす

運動を習慣化させるなら、楽しんでできることを増やすのもよい心がけです。音楽をかけながら、足踏みをしたり、手を挙げて動かしたりしてみましょう。

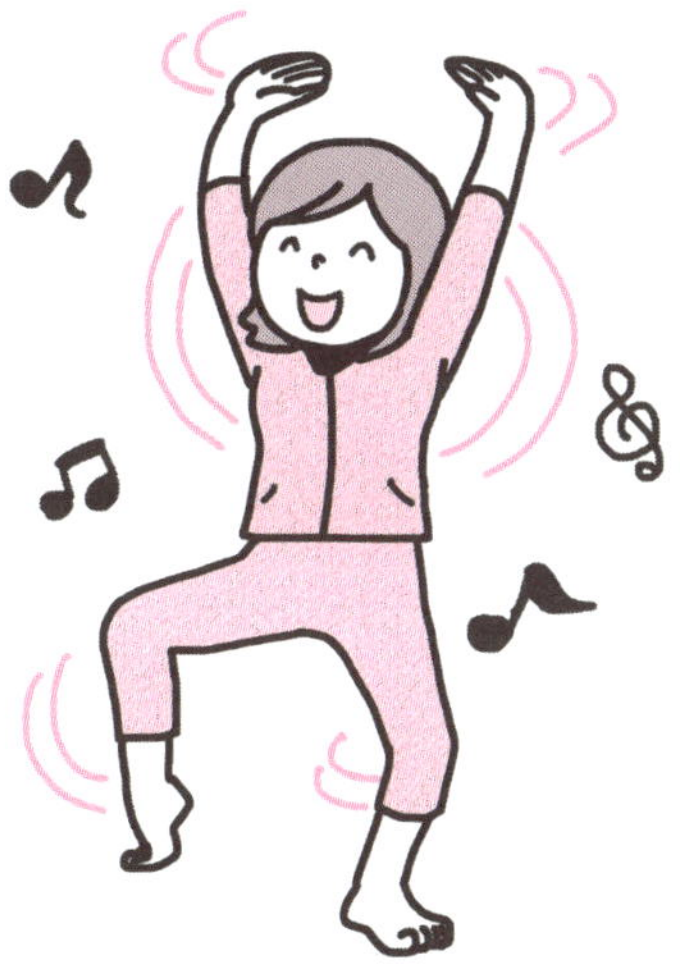

ラジオ体操・テレビ体操を続けるのもおすすめ

歩き方を見直してみる

ウォーキングは、日常的に取り組める運動です。いつもの歩き方を少し見直すだけで、運動効果がぐっと高まります。おしりを持ち上げるように意識して歩くと、足全体の筋肉を使えます。

肥満の人、筋力が弱い人は、水中ウォーキングもおすすめです。

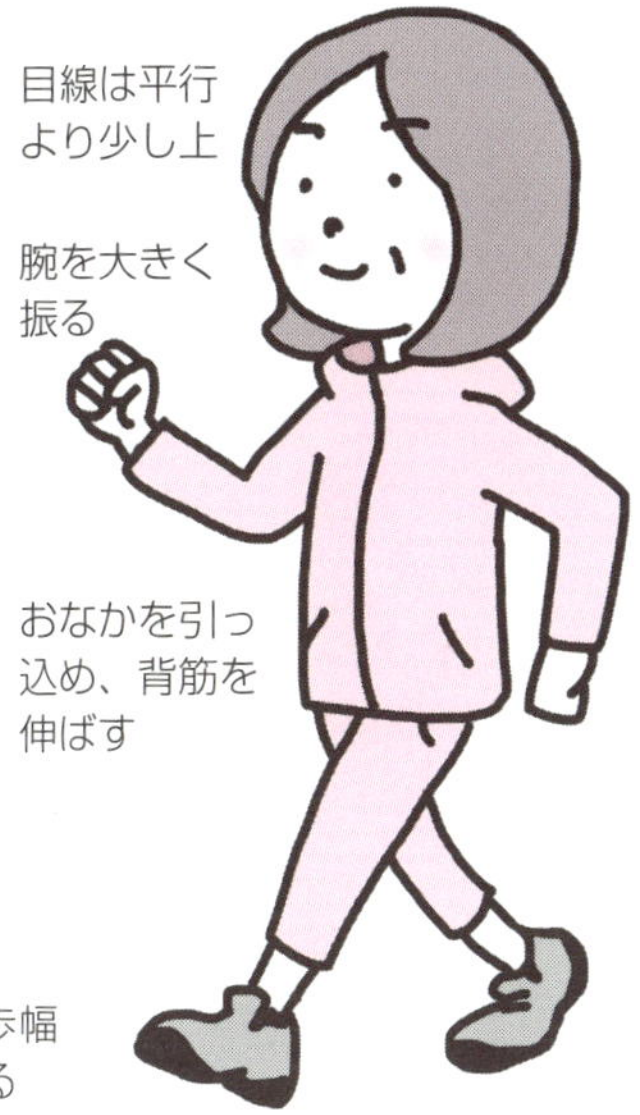
目線は平行より少し上
腕を大きく振る
おなかを引っ込め、背筋を伸ばす
いつもより10cm 歩幅を広げて歩いてみる

ポールウォーキングでもよい

両手にウォーキング用のポールを持ちながら歩くと、自然とよい姿勢になります。

とくにかしのリンパ浮腫がある人は、ポールを用いることでひざや腰への負担が軽くなり、足の筋肉を鍛えやすくなるのでおすすめです。

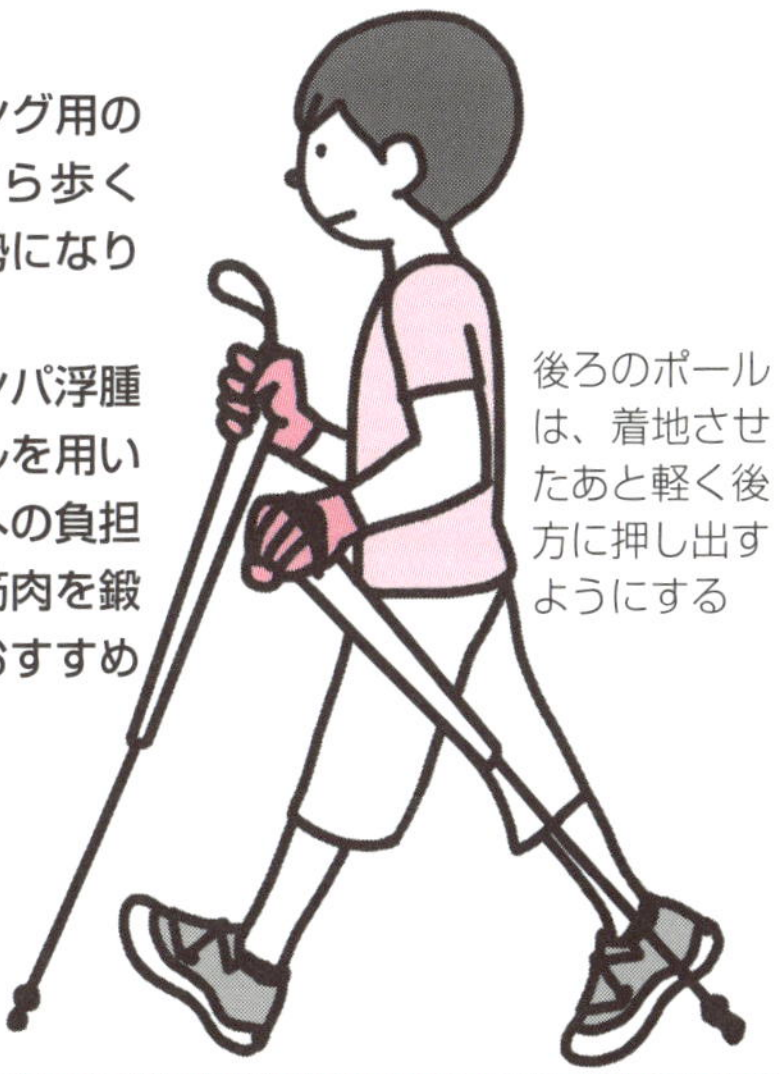
後ろのポールは、着地させたあと軽く後方に押し出すようにする
腕の振り方は、通常の歩行と同じ。左足が前なら、右手で持つポールが前

Q33

リンパドレナージは自宅でもしたほうがいいですか?

毎日しなければならないものではありませんが、だるいときなどに試してみると楽になることもあります。

楽になると感じればする。調子よければしなくてもいい

ドレナージは排液という意味の言葉です。手のひらでさすりながら、たまったリンパを静脈との合流点へと流れやすくする技法が、リンパドレナージです。

本格的なリンパドレナージを自宅でおこなうのは難しいのですが、セルフリンパドレナージで楽になると感じる人も多いので、むくんで重い、だるい、つらいなどというときには、自分で試してみるとよいでしょう。自分が気持ちよく感じる範囲でするぶんには、悪化をまねく心配はありません（→P34）。

逆に、調子よく過ごせているなら、しなくてもかまいません。ドレナージをおこなわないと悪化するというわけでもないからです。

違いを知っておこう

リンパ浮腫の複合的治療のひとつであるリンパドレナージは、専門的な技術を学んだセラピストがおこなう技法ですが、簡易的なドレナージは自分ですることも可能です。

有資格者がおこなうリンパドレナージ

リンパ浮腫治療の一環としておこなわれるもの。リンパ浮腫外来などで施術を受ける

自宅でおこなうセルフリンパドレナージ

患者さん自身、あるいは家族がするドレナージ。コツをつかめばより効果的におこなえる

美容のためのリンパドレナージュ

ドレナージュはフランス語読み。リンパ管が正常に機能している人に対して、エステサロンなどでおこなわれているもの

効果を上げるポイント

セルフリンパドレナージをするときは、順番と力加減に配慮すれば、より効果的です。

排液ルートを意識しよう

上肢の場合も下肢の場合も、最終的にリンパが静脈に注ぎ込むのは首のつけ根付近です。むくんでいるところだけでなく、排液ルート全体をほぐしていくことが大切です（具体的な方法は P84）。

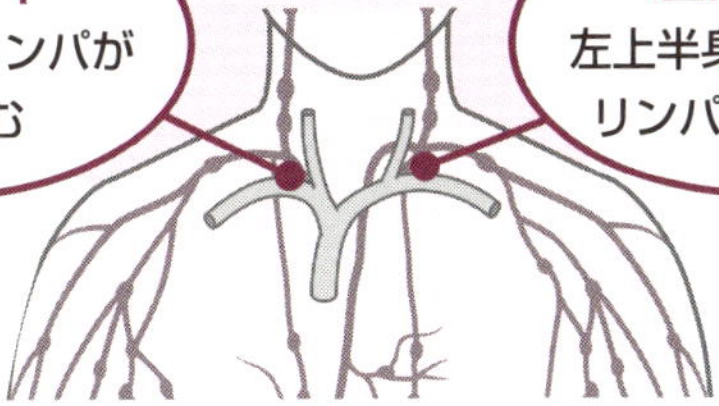

右鎖骨下
右上半身のリンパが流れ込む
左鎖骨下
左上半身と下半身のリンパが流れ込む

軽いタッチを心がける

力を入れてもみ込むのではなく、軽くさするようにしましょう。皮膚が動けば、リンパ管は刺激されます。

▼手の動かし方のポイント

◎手のひら全体でさする。指には力を入れない

◎手足の末端から胴体に向けて一方方向に動かす

◎つねに手のひら全体が皮膚に密着していることを意識する

ONE MORE Q なにか塗ったほうがよいですか？

必要というわけではありませんが、オイルやクリーム（→ P69）を塗りながらドレナージすれば、スキンケアも同時におこなえます。

精油（エッセンシャルオイル。植物から抽出した芳香成分）を用いて、芳香を楽しみながらドレナージする、アロマトリートメントもおすすめです。

▼アロマトリートメントを楽しもう

精油を用いるときは、キャリアオイル（植物油）で希釈します。

1回に使う目安は、キャリアオイル10mℓに対して精油1滴。いずれも多くの種類があるので、好みのものを選んで試してみましょう。

精油の例	ラベンダー	鎮静作用、安眠作用などがあるとされる。選ぶのに困ったときの定番
	オレンジスイート	血行促進、リラックス、安眠作用、胃腸の不快症状の緩和が期待できる
キャリアオイルの例	スイートアーモンド	皮膚の乾燥やそれに伴う痛みをやわらげる。刺激が少ない
	ホホバオイル	炎症を抑える作用がある。日焼けや湿疹に

ここからスタート

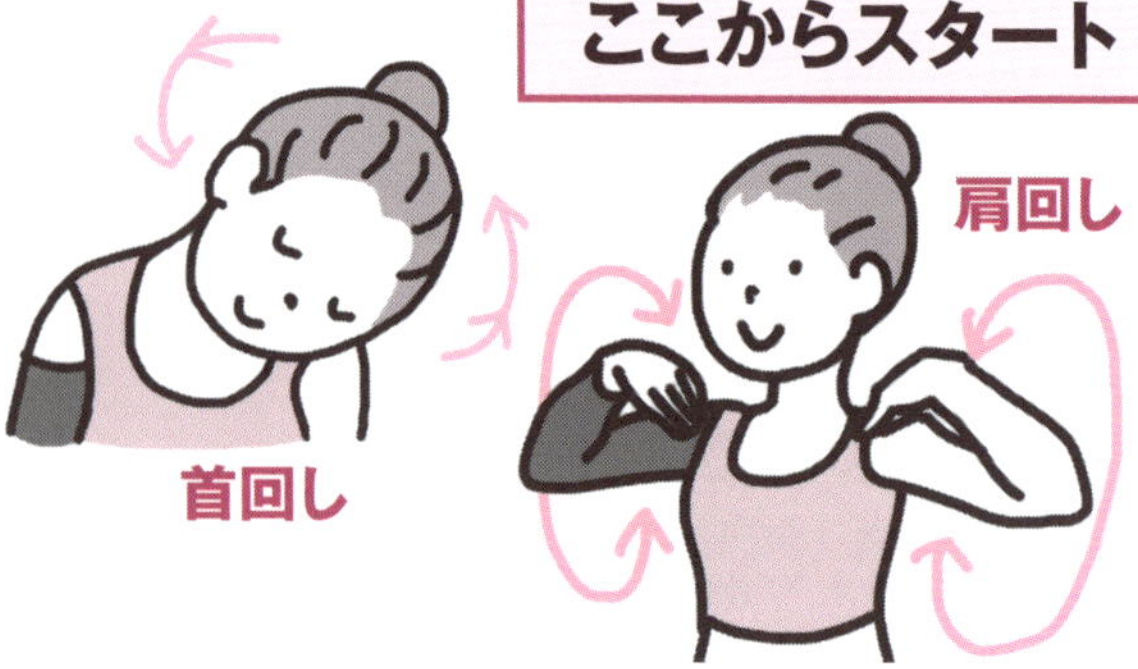

つらいときにやってみよう！

リンパは、手足の末端から首のつけ根付近へと合流しながら流れています。合流点の流れが悪いと、末端側の勢いが増したときにあふれたり、逆流が起きたりする可能性があります。

そのため、ドレナージをするときは、合流点から末端へと、いくつかに区切りながらほぐしていくのがポイントです。手足の末端に到達したら、今度はリンパの流れに沿ってドレナージしていきます。

上肢の場合

むくんだ腕にたまっているリンパを、むくみがない側の腋窩リンパ節と、むくみのある側の鼠径リンパ節に送り込みます。①〜⑦の順にやさしく排液を促し、次に⑦〜①の順に進めて終了します。

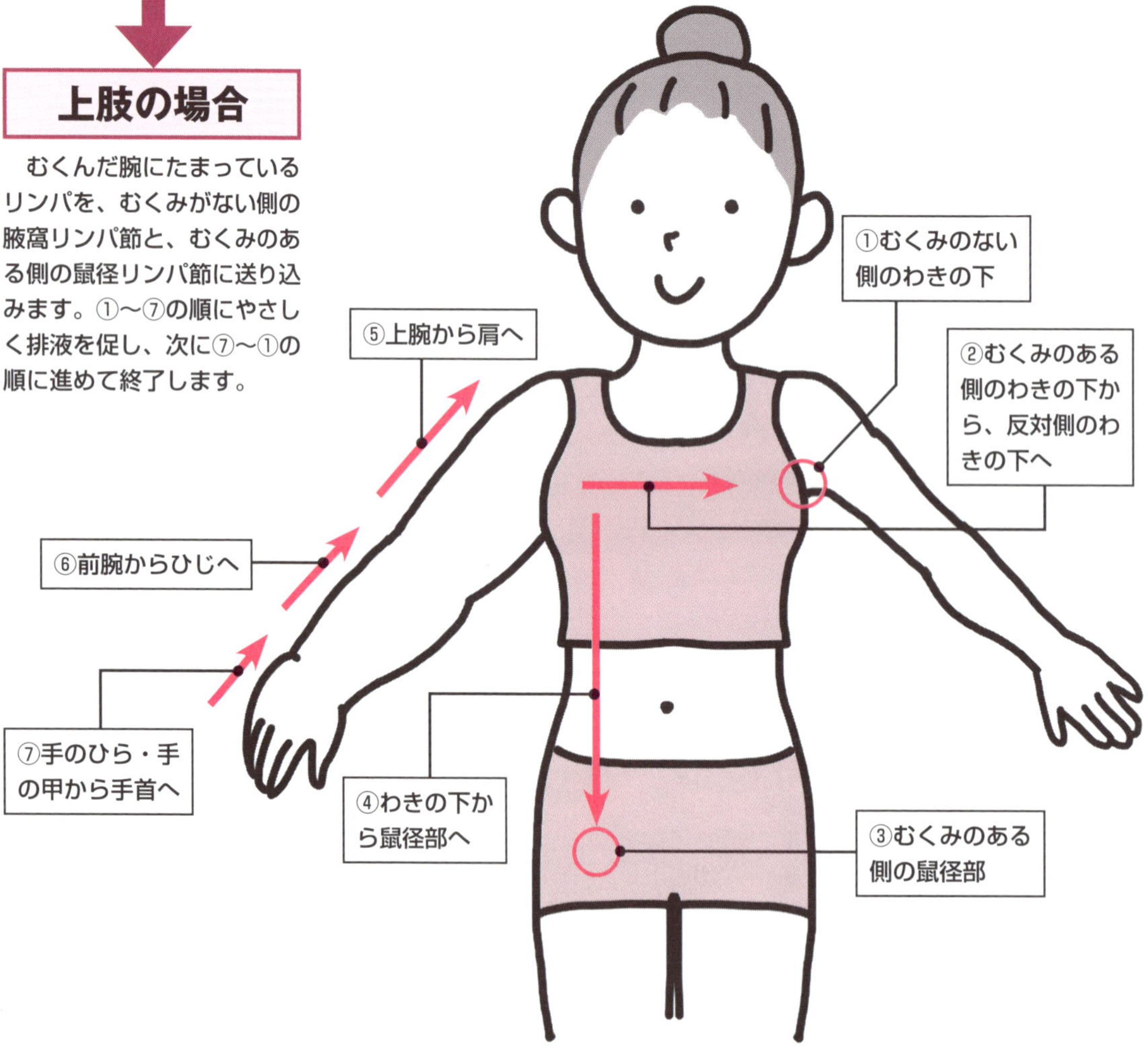

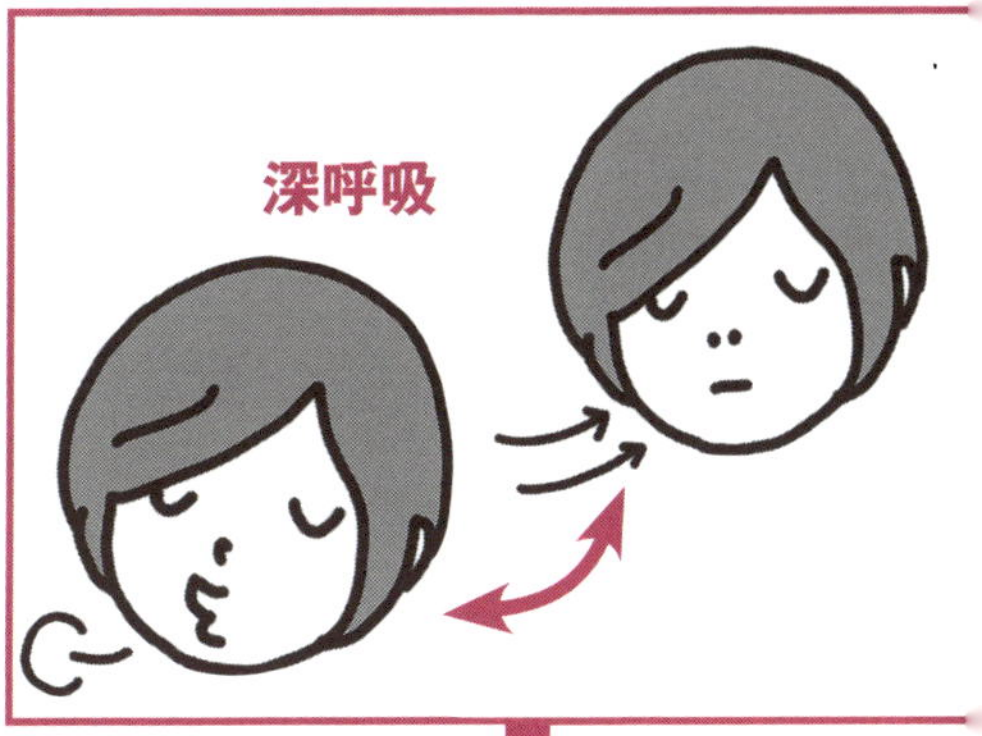

下肢の場合

むくんだ脚にたまっているリンパを、同じ側の腋窩リンパ節に送り込みます。①〜⑨の順にやさしく排液を促し、次に⑨〜①の順に進めて終了します。

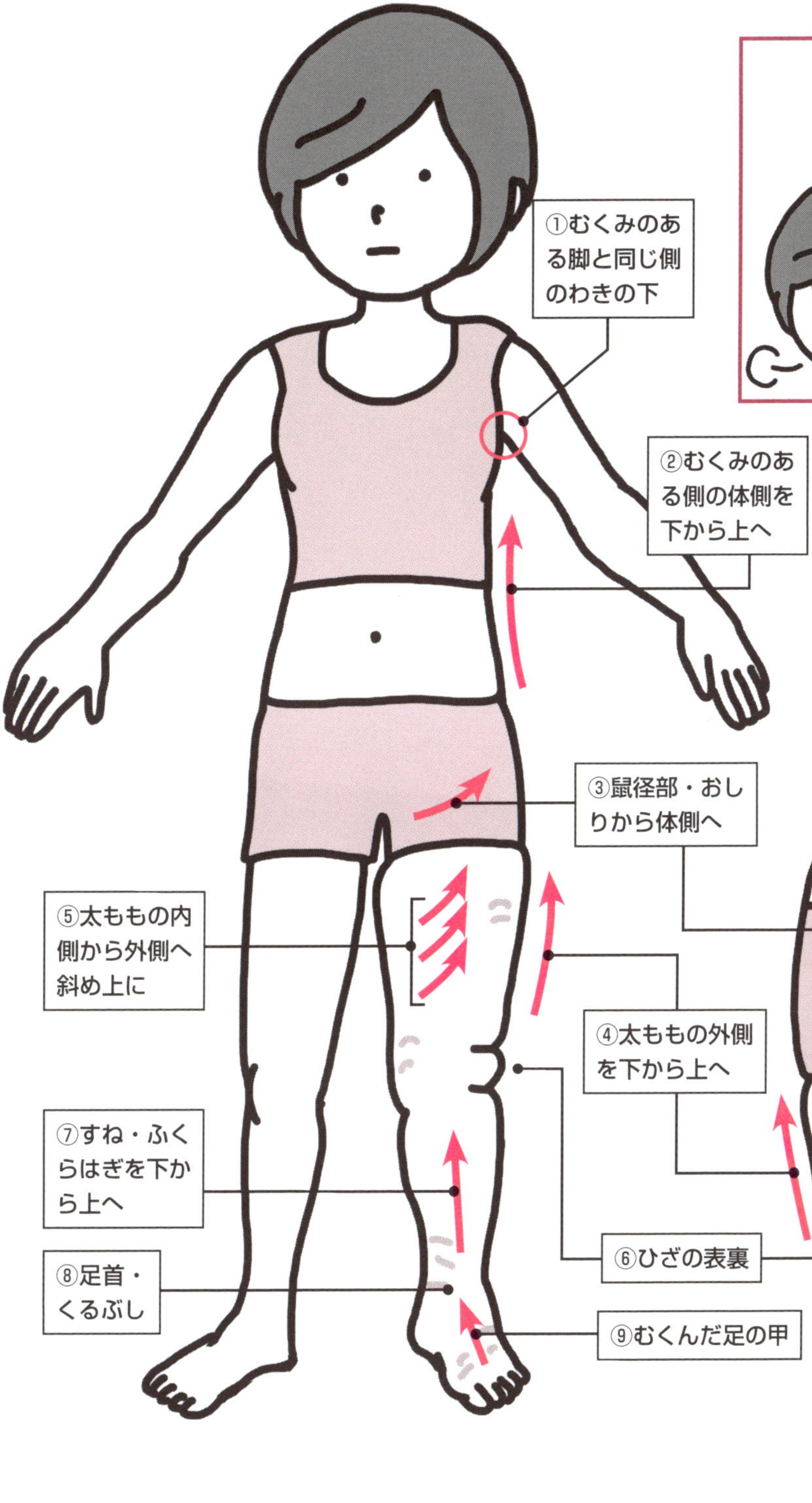

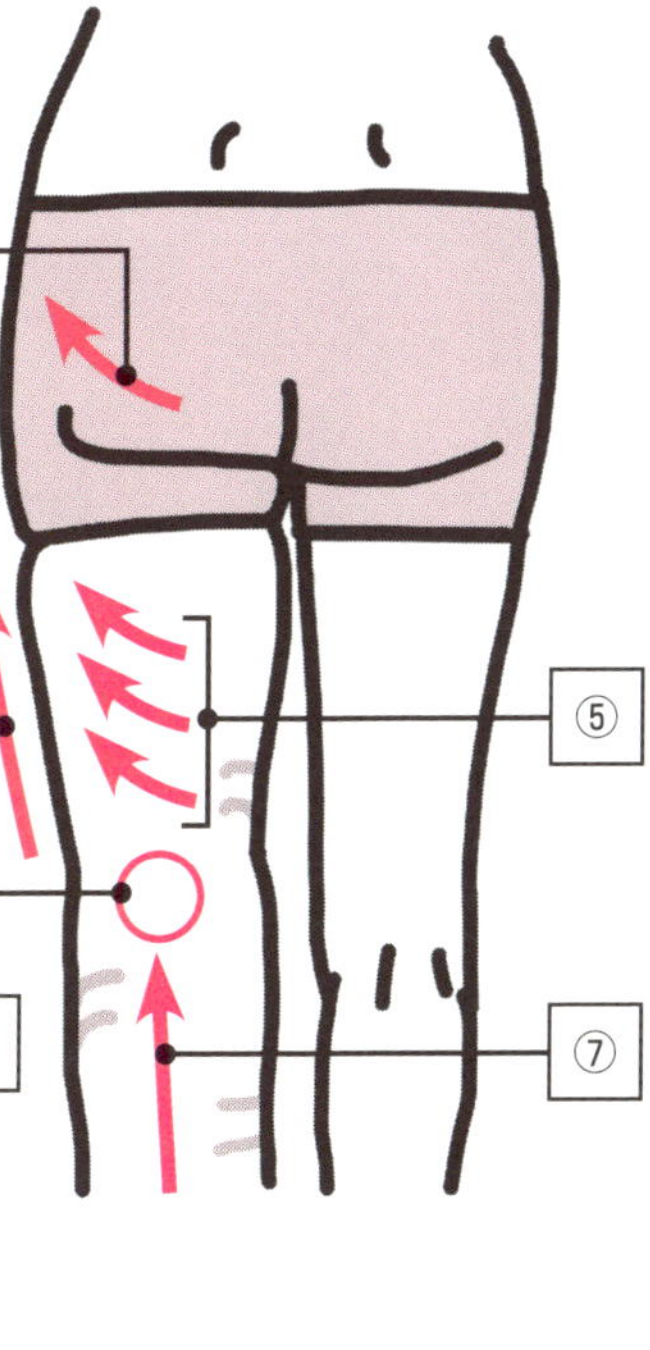

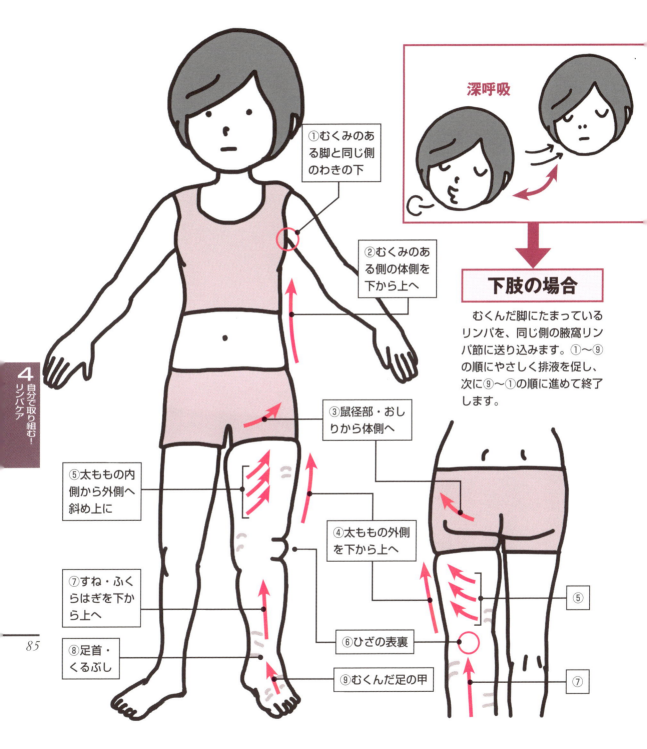

リンパカフェの集いから ④

むくみのひどさ、なにを目安にしている？

むくみがひどいと感じたときは、より丁寧なケアを心がけます。
しかし、「状態の悪さ」はどうやってはかればよいのでしょう？

（　　　……患者さん。会話の内容はリンパカフェの記録をもとに、再構成しています）

司会者　リンパ浮腫とのつきあいが長い方は、どんなことで「今日はむくみがひどい」と判断していますか？　計測以外に目安にしていることはありますか？

Ｉさん　私は、弾性包帯で圧迫して寝ているのですが、圧迫を取ったときにやわらかくなっているか、硬く感じられるかで判断しています。どちらにしてもバンデージ後は弾性ストッキングにはき替えて過ごし、寝る前に弾性包帯を巻くというくり返しです。

Ｊさん　私は手術（リンパ管静脈吻合術）を受けてから安定していて、硬いと感じたことはありません。でも夕方には、やはり少しむくみが出ます。「今日は疲れた」と思った次の日は戻りが悪いなと思います。

司会者　過労はリンパ浮腫の発症・悪化をまねく要因になりやすいですものね。

Ｋさん　つらいときは、わきの下をワニにでも嚙まれているような違和感があります。

司会者　そういうときは、特別なケアをしていますか？

Ｋさん　ふだんから、入浴前までは１日中弾性スリーブをつけていますが、「今日はひどい」と思ったら、入浴後、体操とマッサージ（ドレナージ）を念入りにおこなったあとバンデージ（弾性包帯）をして寝るようにしています。そうすれば、朝はよい状態になっていますから。この頃は、痛みが出るほどひどくなる頻度も減っています。

第5章

浮腫に負けない！
気持ちのもち方、暮らし方

リンパ浮腫とのつきあいは、長期的なもの。
そのことに負担を感じる患者さんも少なくないでしょう。
心の負担の減らし方、シーズン別の注意点などを心得ておくことが、
症状にふりまわされることなく暮らしていく助けになります。

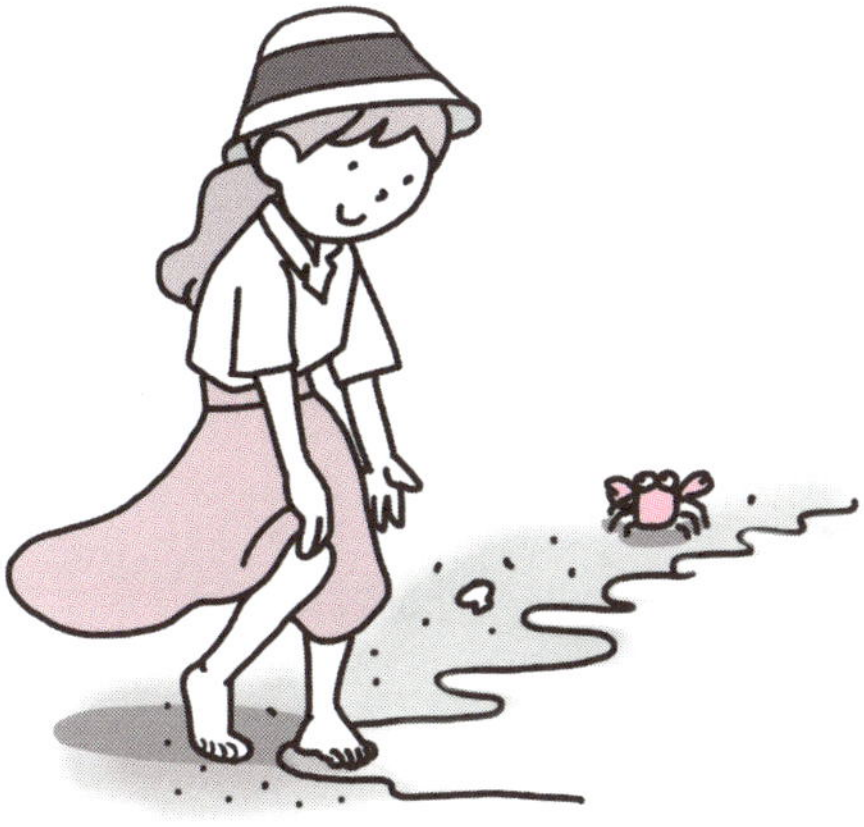

Q34

浮腫はメンタルにも影響しますか？
気が滅入りがちです

浮腫の存在は心の負担を増やしがち。もやもやした気持ちを晴らす手立てを考えていきましょう。

浮腫の影響だけではないのかも

リンパ浮腫の患者さんは、QOL（quality of life：生活の質）が低い傾向がみられます。症状の不快さだけが理由ではないようです。

がんそのものの影響

がんになったこと、治療の影響、再発への不安など

活動の制限

治療の副作用や後遺症などによる身体的な影響だけでなく、精神的な不安が活動性を低下させてしまうことも

リンパ浮腫の発症・悪化に対する怖れ

不安が強ければ強いほど、活動性が低下し、気持ちの落ち込みをまねきやすい

リンパ浮腫の症状がもたらす不快感

身体的にも精神的にも、不快感が募りがち

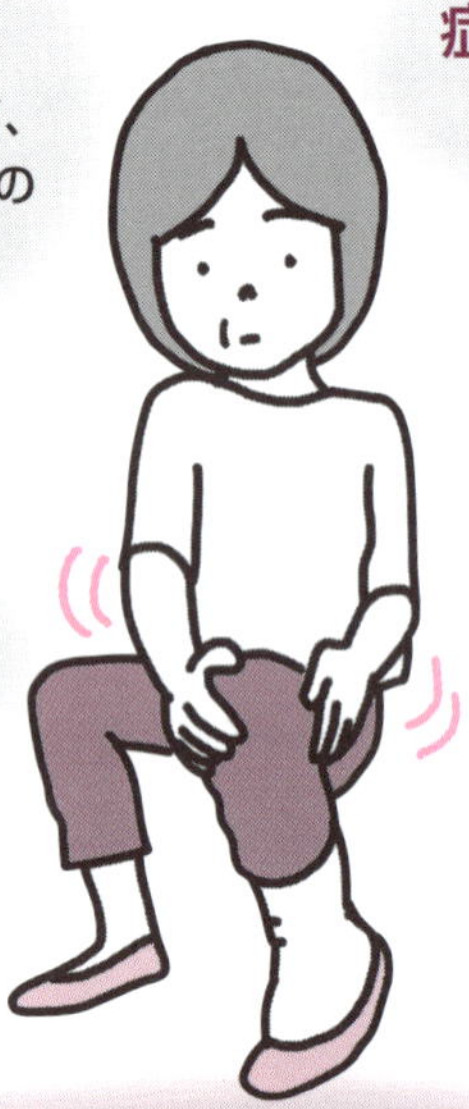

年齢的な変化

年齢が高くなるにつれて起こりやすい身体的機能の低下など

喪失感・不全感

以前のようにはできない、役割を果たせないという思い

家族の問題

親の介護などに直面する年代の人も多い

QOLを構成する要素

身体面
不快感や痛みがなく過ごせているか

精神面
気分よく過ごせているか

社会面
家族や友人との関係、社会的立場や経済的環境などに不満はないか

機能面
思いどおりに活動できているか。自分の役割を果たせていると感じられるか

よりよく暮らしていくためのヒント

気分の落ち込みが起こりやすいからこそ、意識的に取り組みたいこともあります。

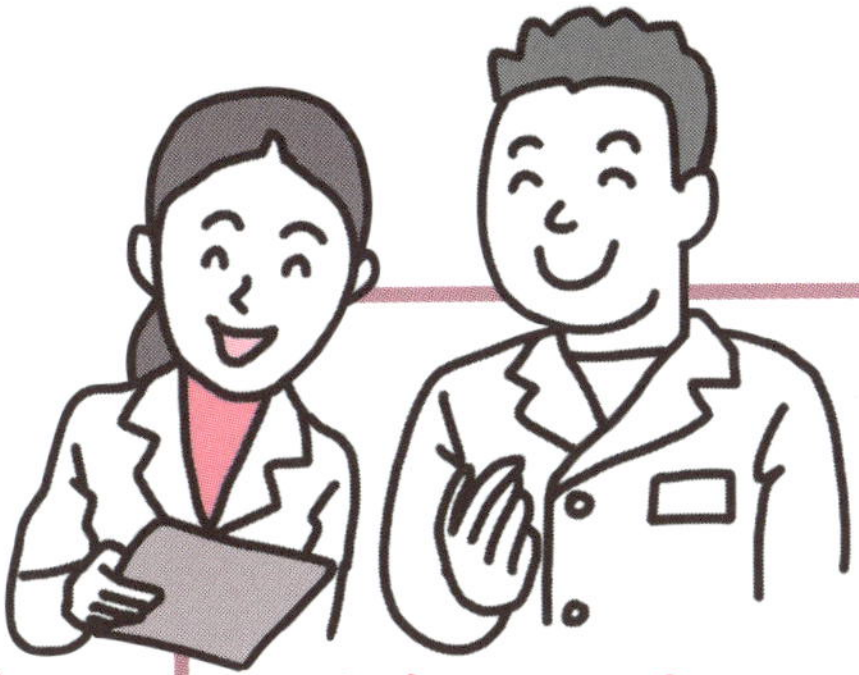

専門的なケアを受けることは、症状の維持・安定だけでなく、気持ちの安定にもつながる

むくみのコントロールをはかる

リンパ浮腫でむくみがある人は、よりQOLが落ち込んでしまう傾向がみられます。

よりよい状態を保てるようにケアを続け、むくみはある程度、自分でコントロールできるものだと実感できるようになることが、自信の回復につながります。

気持ちを吐き出す場を探す

つらい気持ちを話せる相手がいること、話せる場があることで気持ちが楽になり、前向きになれることも多いものです。

リンパ浮腫の患者会、サポートグループなどに参加してみるのもよいでしょう。インターネット上の交流サイトなどもあるので、検索してみましょう。

むくみがあってもできることを増やす

ある程度はコントロールできても、完全にむくみをなくすことは、難しいのが現実です。むくみがあってもできることを増やせるように、取り組んでいくことも大切です（→ P90）。

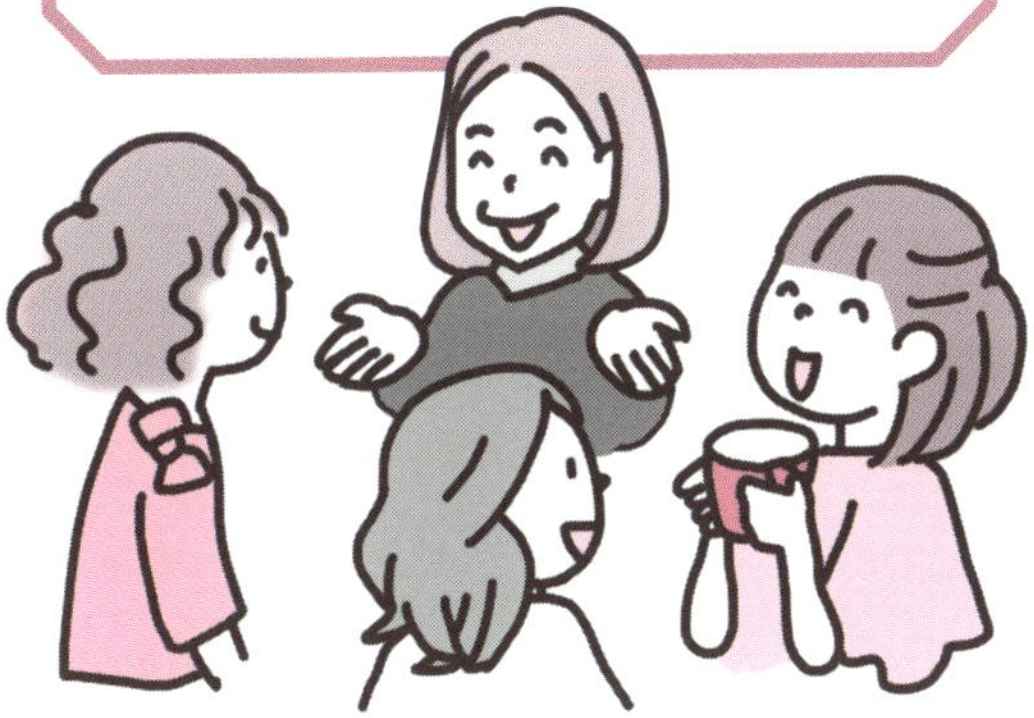

患者さんどうしの交流会などでは、共通の話題が多く、参考になることが多いはず

症状がなくてもQOLは下がりやすい

リンパ浮腫は、「なるかもしれない」というだけで、不安な気持ちを掻き立ててしまうもののようです。症状の有無にかかわらず、QOLは低めで、発症後はさらに低下してしまう傾向があります。

以前と変わらない生活を送りながら、うまくリンパ浮腫とつきあっているようにみえる患者さんであっても、心の中には葛藤がある人が少なくありません。

ケアには手間がかかり、ちょっと無理をすると症状がひどくなることを周囲の人に理解してもらい、配慮してほしい。けれど、理解を求めるのは自分のわがままかもしれないし、どうせわかってもらえない……。そんな思いをいだいている人も多いのです。

Q35

悪化が怖くてたまりません。乗り越え方を知りたいです

なんでも少しずつ試してみましょう。それで多少の悪化がみられても、十分にケアすれば戻せます。

やってみたいことは少しずつ挑戦してみる

リンパ浮腫になるかもしれない、あるいはリンパ浮腫の症状が悪化するかもしれないという不安が強いと、生活のあらゆる場面で消極的になりがちです。結果的に、ＱＯＬを低下させてしまうことにもつながります。

「やりたい」と思うことがあれば、少しずつ始めていきましょう。病状を進めたくないと思うのは当然ですが、やってみたら意外に影響はなかったということもあります。はじめからあきらめてしまうことの弊害のほうが大きいといえるでしょう。「自分には合わない」ということが見つかれば、それは避ければよいだけです。

「試してみること」が大切

行動が症状にどんな影響を及ぼすか、正確な予想はできません。少しずつ試すぶんには、深刻な悪化が生じる心配はありません。

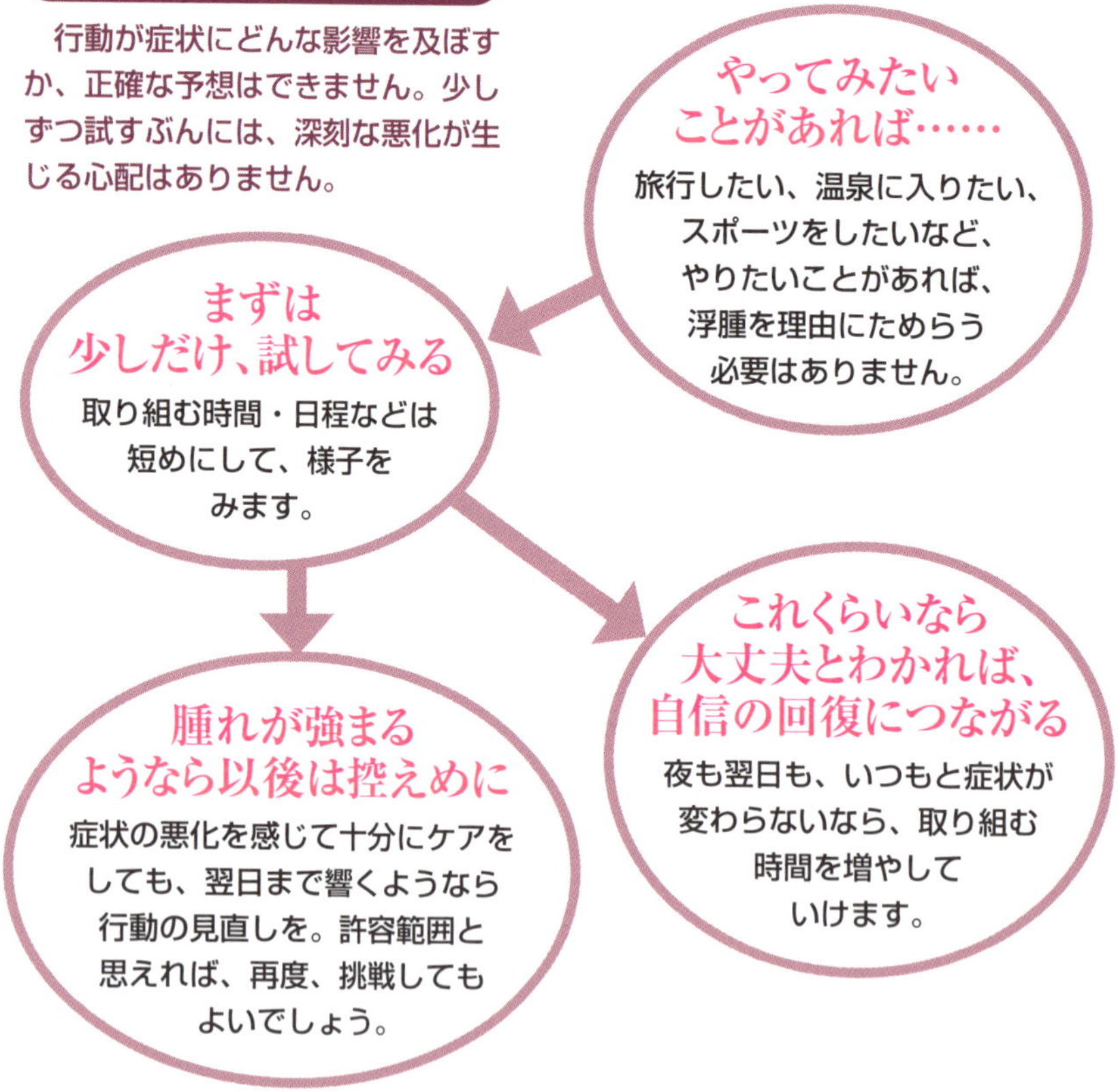

やってみたいことがあれば……
旅行したい、温泉に入りたい、スポーツをしたいなど、やりたいことがあれば、浮腫を理由にためらう必要はありません。
まずは少しだけ、試してみる
取り組む時間・日程などは短めにして、様子をみます。
これくらいなら大丈夫とわかれば、自信の回復につながる
夜も翌日も、いつもと症状が変わらないなら、取り組む時間を増やしていけます。
腫れが強まるようなら以後は控えめに
症状の悪化を感じて十分にケアをしても、翌日まで響くようなら行動の見直しを。許容範囲と思えれば、再度、挑戦してもよいでしょう。

「今日はひどい」と感じたときはしっかりケア

症状が強く出てしまったときの対応のしかたを覚えることも大切です。「こうすれば大丈夫」という安心感があれば、新しいことに挑戦する気持ちも生まれやすくなります。

ドレナージ&スキンケア

スキンケアをかねて、保湿剤を塗りながらゆっくりセルフドレナージ（→ P84）。

↓

圧迫しながら就寝

日中より圧が弱めの弾性着衣や、エアボ・ウェーブなどをつけて寝ます。弾性包帯による圧迫（バンデージ）も効果的です。

バンデージの基本の流れ

初めはリンパ浮腫外来でやり方を教えてもらいましょう。慣れれば自分でもスムーズにおこなえます。

①保湿剤を塗ったあと、筒状包帯で脚（または腕）全体を包み、皮膚を保護する

⇩

②筒状包帯を少しめくり、指包帯を親指から小指まで１本ずつしっかり巻きつけ、足首（または手首）で止める

⇩

③筒状包帯を戻したら、スポンジ包帯を脚（または腕）全体に巻く

⇩

④スポンジ包帯の上から、ショートストレッチ弾性包帯を巻く。巻き方の強さで圧を調整する

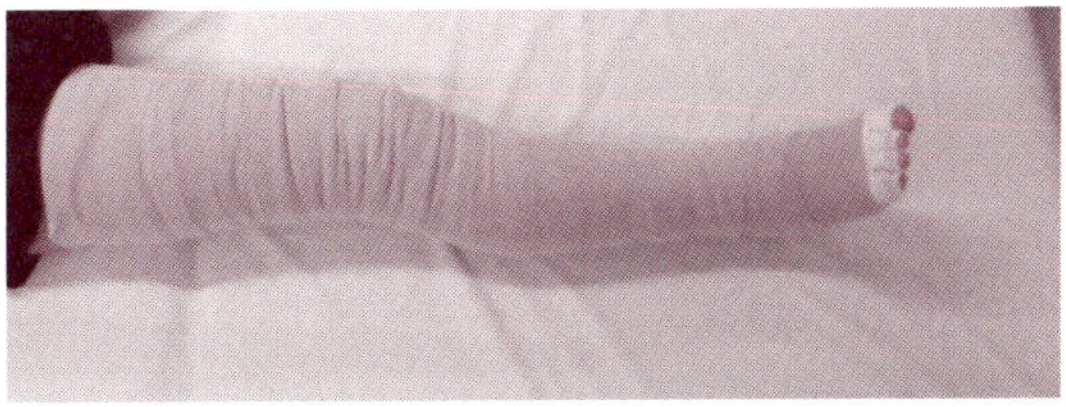

包帯の種類はP73。脚の場合はひざ裏などに食い込むのを防ぐためにウレタンシートを当てることもある

ONE MORE Q

復職したい気持ちもありますが、続けられるものでしょうか？

仕事をもっている患者さんも、もちろんいらっしゃいます。勤務形態・勤務時間を見直し、無理のない続け方をしていくという方法もあります。会社などに勤務している人は、職場の上司や労務担当者に相談してみましょう。

がん患者さんの就労支援は、国としての取り組みも始まっています。職場で適切な対応を受けられる例も増えています。

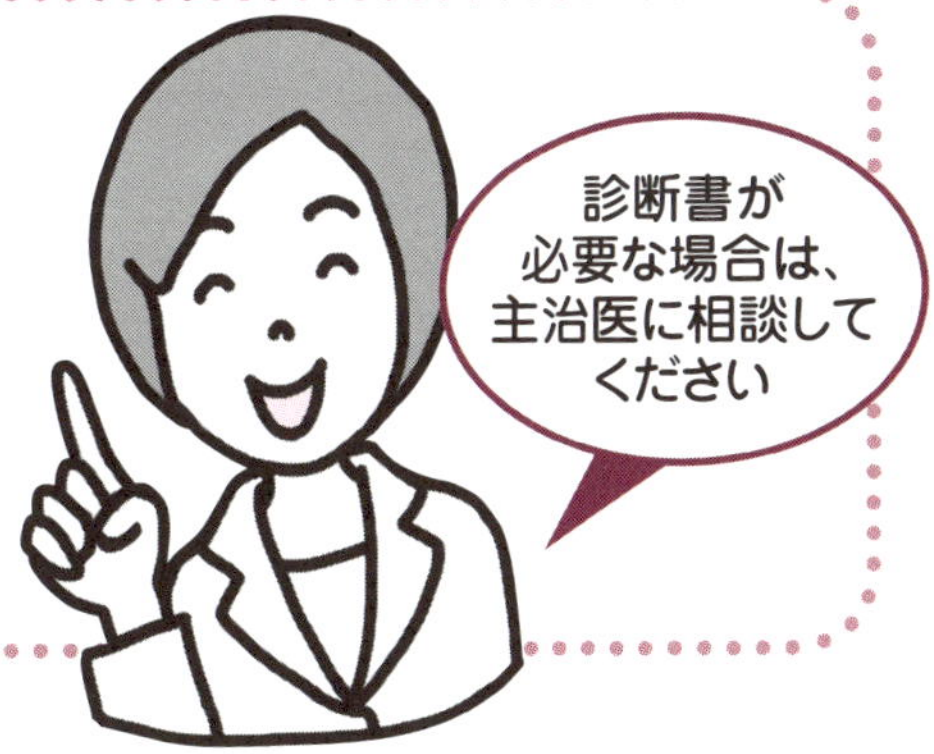
診断書が必要な場合は、主治医に相談してください

Q36

症状が一定せず不安です。コントロールのコツは？

「一定しないこと」が、必ず悪化につながるわけではありません。あせらずに過ごしましょう。

短期的な症状の変化にこだわることはない

症状は、一日の中で変動がありますし、今日と明日の状態はまったく同じというわけではありません。「朝はむくみが目立たなくても、夕方になればやはりむくみが出てくる」「疲れた日は腫れがひどい」などということは、だれもが経験することです。短期的な状態の変化を、リンパ浮腫の進行ととらえる必要はありません。

また、症状のコントロールというと、腫れを小さくするためのケアだけに目が向きがちですが、体全体を快適なものにしていく取り組みも大切です。運動する、太りすぎないといった心がけも続けましょう。

症状の変動はあるのが当たり前

リンパ浮腫の症状は、引いては寄せる波のようなもの。波そのものをなくすことはできません。ただ、症状の波の大きさは、ある程度コンロールできます。

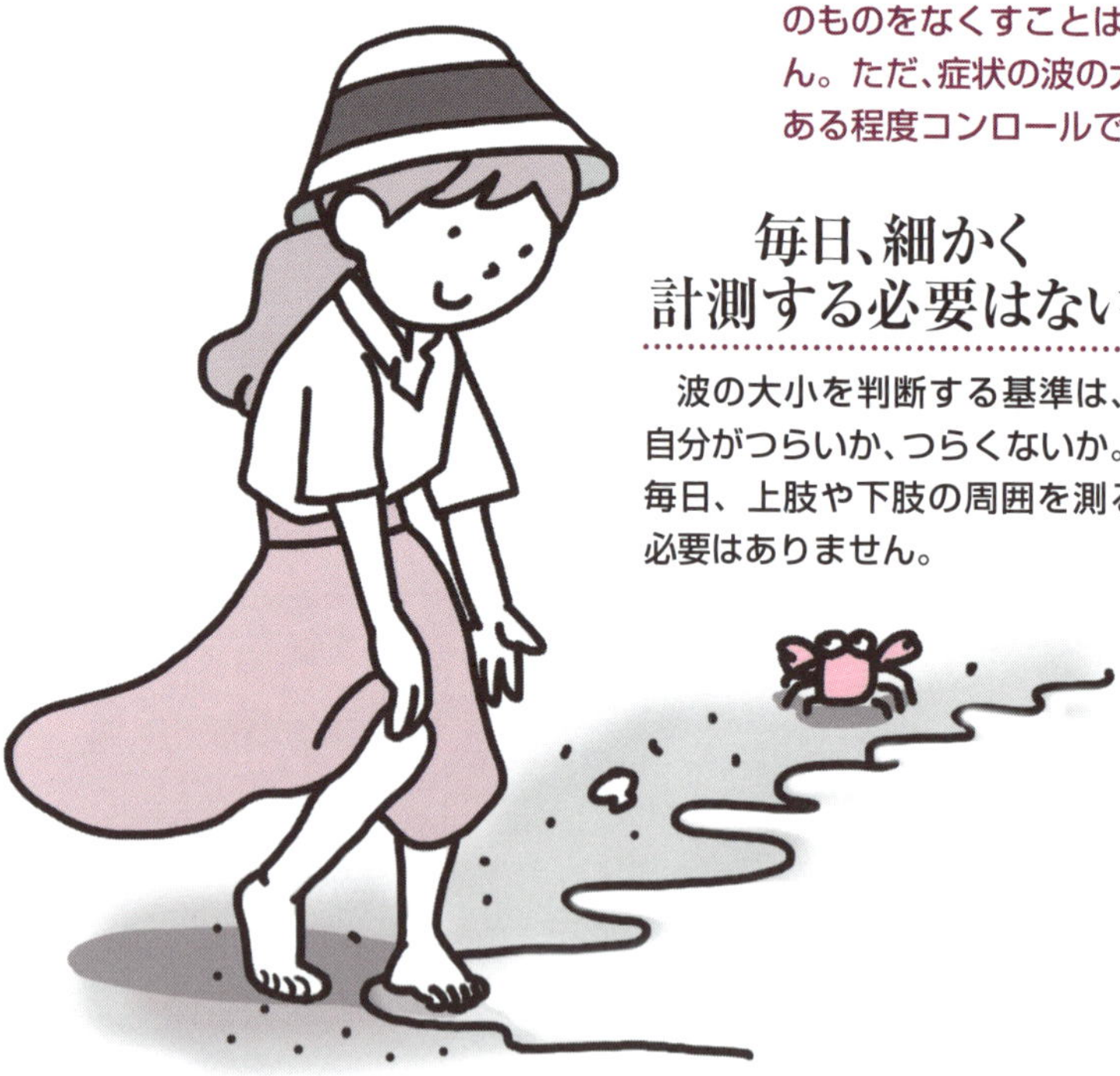

毎日、細かく計測する必要はない

波の大小を判断する基準は、自分がつらいか、つらくないか。毎日、上肢や下肢の周囲を測る必要はありません。

小さな波にするために

必要なのは、症状の波を小さなものにとどめておく努力です。

合うこと、合わないことを見つける

その日、その日で自分の状態をチェックし、むくみのきっかけを探りましょう。自分のむくみの原因がわかれば、対応は可能です。それ以上、ひどくはなりません。

自分の感覚で判断する

自分の快・不快の感覚を信じて行動しましょう。運動でもなんでも、気持ちよくできる範囲でしているぶんには、症状の波が大きくなる心配は小さいでしょう。

毎日のケアは、歯みがきと同じレベルの習慣にする

浮腫のケアは、顔を洗う、歯を磨くといったレベルの習慣にしていきましょう。念入りにドレナージをして、包帯をして……などといったケアは、特別なときだけで十分です。

ケア製品は適宜見直す

弾性着衣は、状態に合った適切なものを使い続けることが大切です。「つけやすくなった」と感じたら、古くなって圧迫力が弱まっている可能性があります。毎日使っていれば寿命は半年ほど。適切な時期に買い替えましょう。

ONE MORE Q

高齢なので先々が心配です。注意点はありますか？

リンパ浮腫のケアは一生続けるもの。しかし、年齢が高くなるにつれ、ほかにもさまざまな不具合が起こりやすくなるのは避けられません。リンパ浮腫外来への通院は途切れ、日々のセルフケアも十分におこなえなくなってしまう心配もあります。

そうした事態に陥る前にリンパ浮腫のケアを受けているところに相談し、訪問看護への引き継ぎをしてもらっておくとよいでしょう。浮腫の状態や対応についての情報が共有されることで、適切なケアを続けやすくなります。

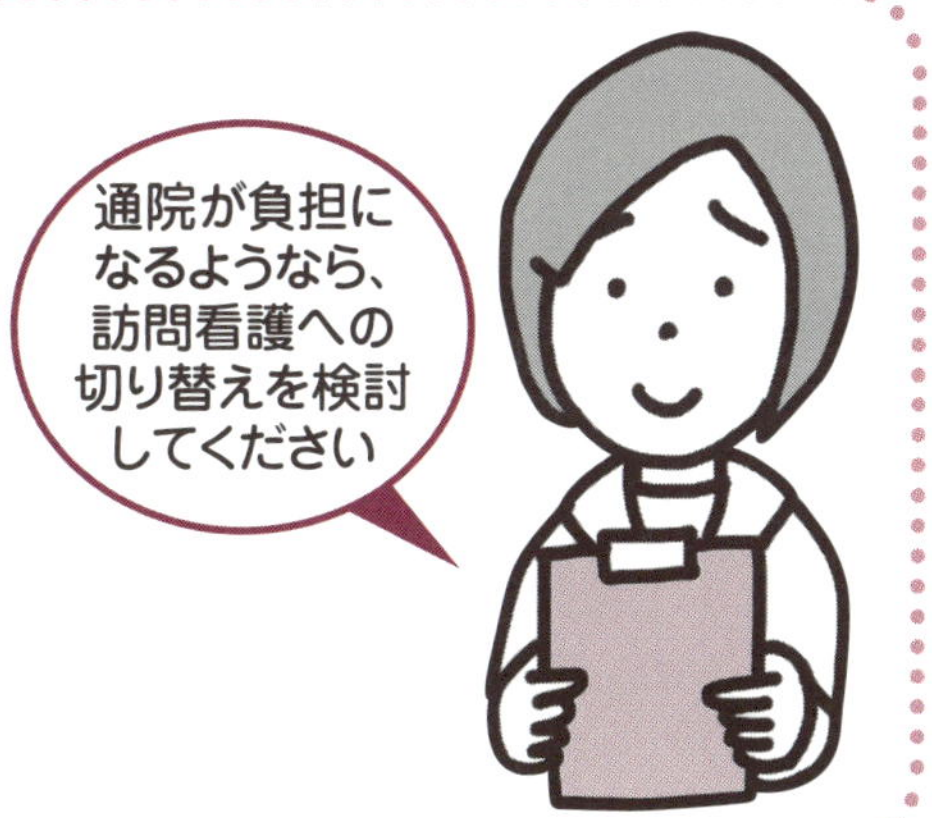
通院が負担になるようなら、訪問看護への切り替えを検討してください

Q37

夏が苦手です。暑い時期の乗り切り方を教えてください

暑さは浮腫の症状を強めがち。弾性着衣を使い続ける工夫が、症状の悪化を防ぎます。

快適に過ごすポイント

がまんしているだけでは、暑い時期のケアをきちんと続けるのは難しいものです。快適に過ごすための工夫をしていきましょう。

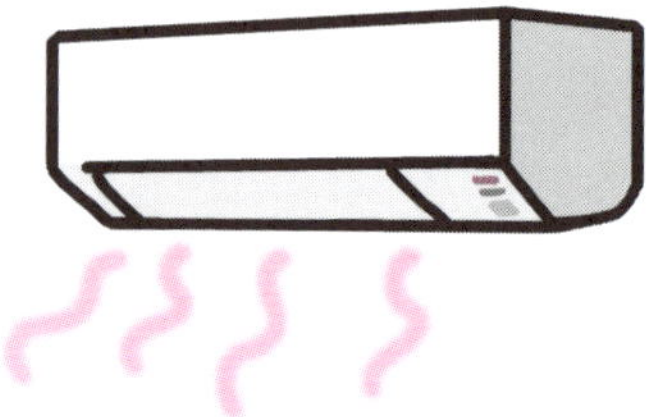

エアコンを適切に使う

一般に、設定温度は 28℃程度がよいといわれますが、自分が快適に過ごせるように室温調整すればよいでしょう。

ただし､冷やしすぎも避けます。むくみのある腕や脚が冷えて不快に感じることがありますし、室外との気温差が大きいと体調を崩しやすくなってしまいます。

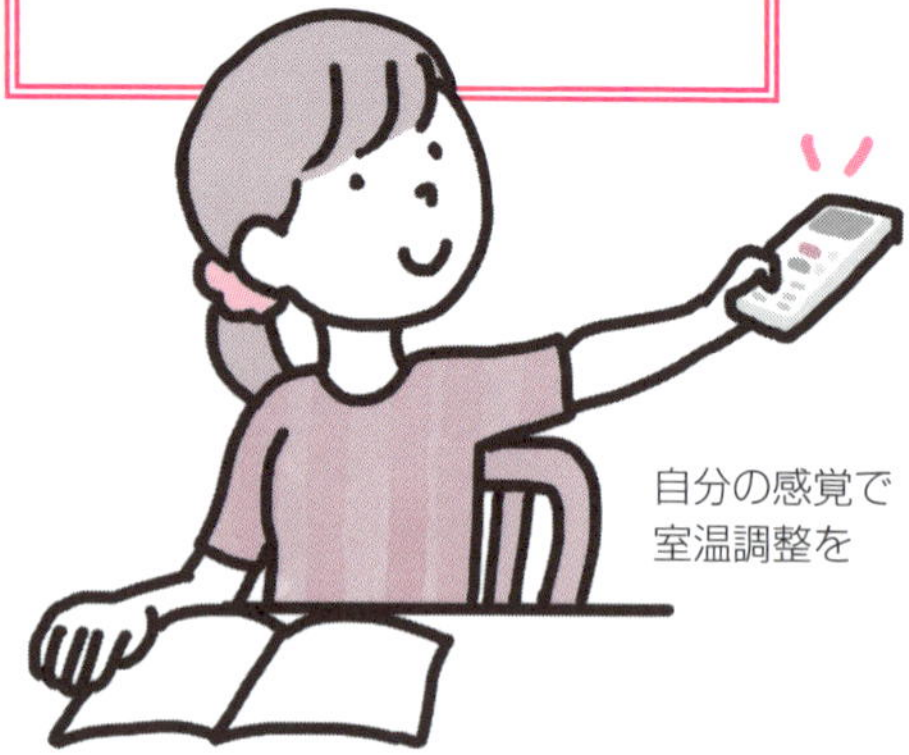

自分の感覚で室温調整を

スキンケアを続ける

夏は虫刺され、日焼け対策が必要な時期。かゆみがあったり、皮膚が赤くなったりしているときは、しっかり冷やします。清潔・保湿も忘れずに。

クールタイプの入浴剤を使う

汗をかきやすい時期なので、入浴・シャワーが欠かせません。浴槽につかるなら、清涼感のある入浴剤を使い、風呂上がりに冷たいシャワーで流すと爽快感が続きやすくなります。

弾性着衣を使い続けることが大切

夏は、リンパ浮腫がある人にとってはやっかいな季節です。暑さそのものが浮腫の悪化につながりやすいこともありますが、さらに問題なのは、圧迫療法を続けにくくなることです。弾性スリーブや弾性ストッキングは暑苦しい、見た目もよくないから外していたい

皮膚のトラブルがあれば休む

かぶれなど皮膚のトラブルがあれば、元の状態になるまで弾性着衣の着用は控えます。無理に使い続けると雑菌が繁殖しやすくなり、蜂窩織炎になる可能性もあります。

弾性着衣はつけ続ける

むくみやすい暑い時期だからこそ、弾性スリーブや弾性ストッキングを使い続けることが重要です。

形で選ぶ

弾性ストッキングに関しては、パンティ部分のない太ももまでのものを選んだり、つま先のあいた形のものを選んだりするとよいでしょう。

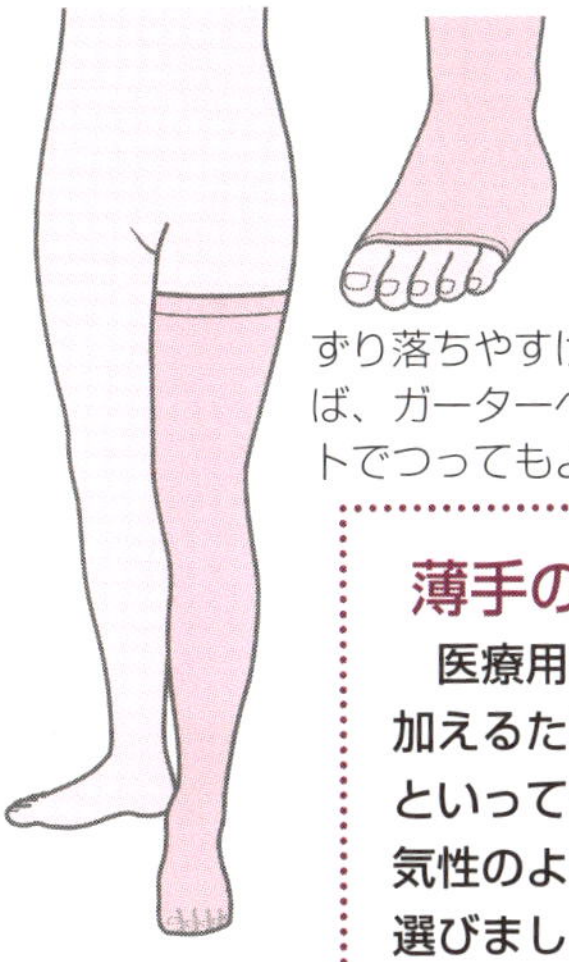
ずり落ちやすければ、ガーターベルトでつってもよい

薄手のものは圧が低め

医療用の弾性着衣は高い圧を加えるためのものなので、薄手といっても限界があります。通気性のよい素材を使ったものを選びましょう。

冷却スプレーで冷やす

サッとシャワーを浴びたあと、冷却スプレーをかけてからつけると、暑さがやわらぎます。
着用中に、スリーブやストッキングの上から吹きかけて使ってもよいでしょう。
素材を傷めるおそれはありません。

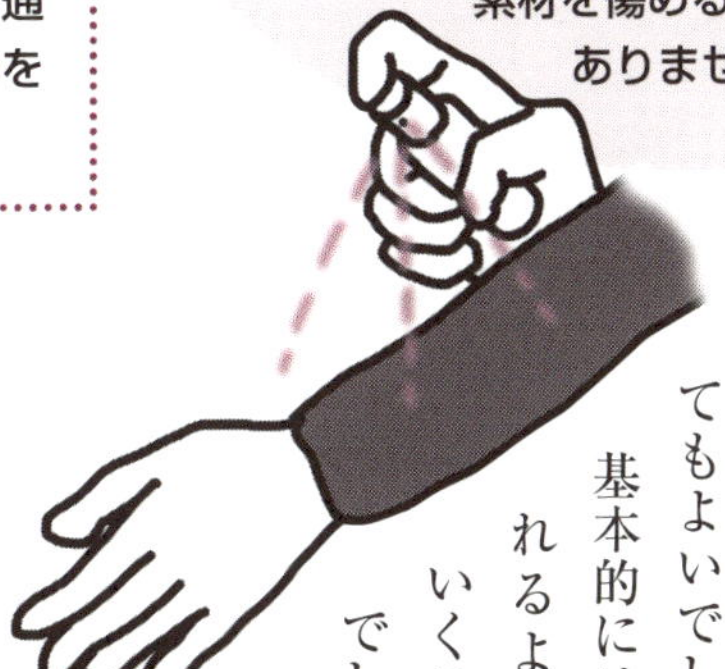

夏バテを防ぐ

夏場、水分をとりすぎたからといってリンパ浮腫が悪化するわけではありませんが、食事が十分にとれなくなると体力を消耗します。体重は落ちても体力がないと疲れやすく、症状が悪化するおそれがあります。

適度に休むこと、部屋を涼しくして体を動かすことを心がけましょう。

という声がよく聞かれます。しかし、夏の間つけずにいたら腫れあがってしまったという患者さんが多いのも事実です。

むくみが比較的軽ければ、たまに「つけない日」をつくってもよいでしょう。しかし基本的には、使い続けられるように工夫していくことが望ましいでしょう。

Q38

寒い時期の過ごし方のポイントを教えてください

冬場にリンパ浮腫を悪化させてしまう人は意外に多いもの。きっかけになりやすいことを知って備えましょう。

冬場の悪化要因と対策

悪化しやすい要因を知っておけば、それをできるだけ避けるようにすることで、よい状態を保ちやすくなります。

年末年始のあわただしさ

⇒途中で必ず休憩する

年末は、大掃除やおせちづくりなどで立ち働く時間が長くなりがち。むくみが出たり、ひどくなったりする人が目立ちます。作業をするときはなるべく時間を区切り、途中で休みながらおこなうようにするとよいでしょう。

年始になっても、親戚づきあいなどでのんびりできないかもしれませんが、できるだけ横になって休む時間をつくりましょう。

ごちそう続きで太りやすい

⇒増えたぶんはゆっくり戻せばよい

クリスマス、お正月とごちそうが続くことも多いでしょう。太りすぎは避けたほうがよいとはいえ、がまんしすぎもストレスです。

おいしいものは少しずついただき、それでも太ってしまったら、日常の生活が戻ってきてから、ゆっくりダイエットに取り組みましょう。

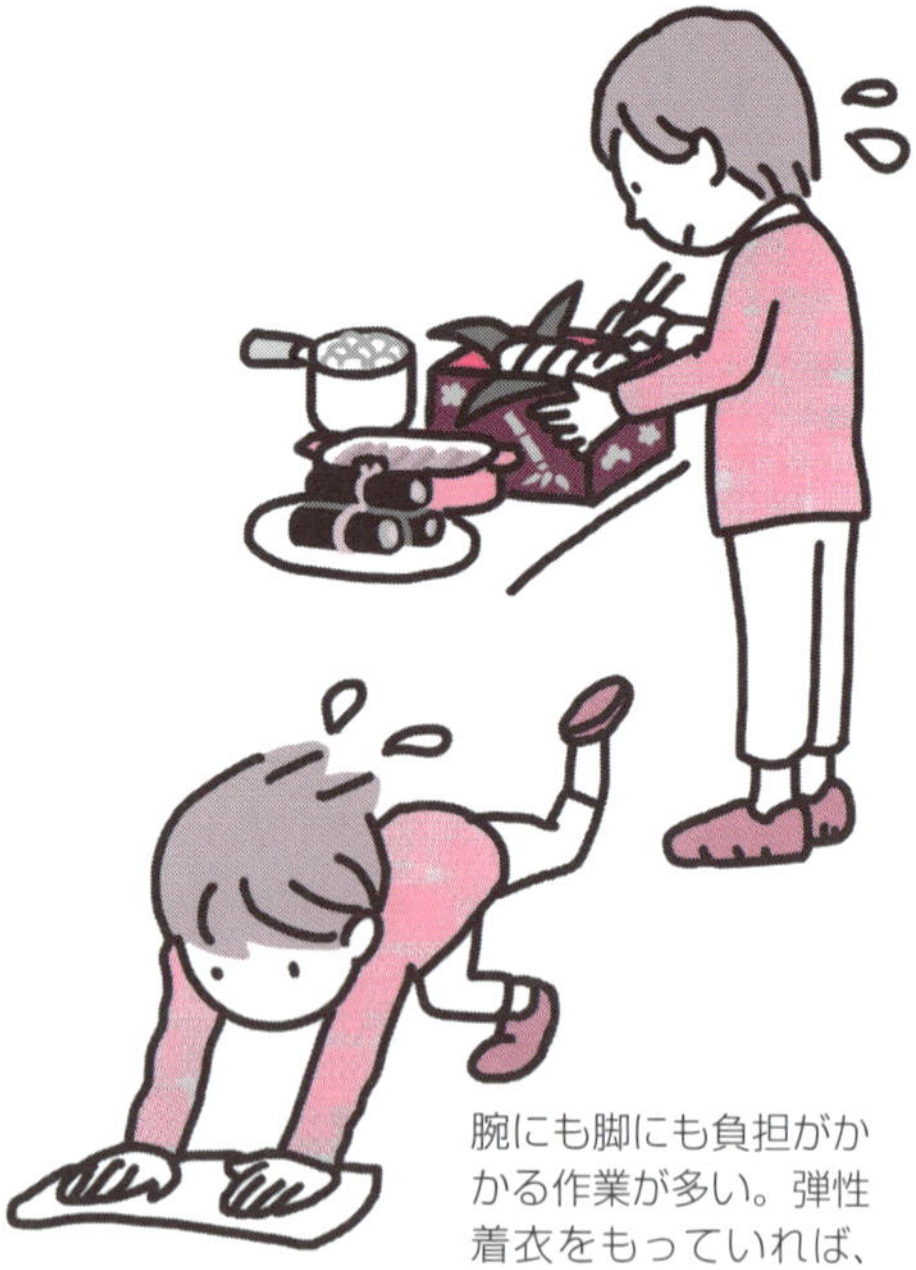

腕にも脚にも負担がかかる作業が多い。弾性着衣をもっていれば、必ずつけておくこと

年末年始はとくに注意が必要

暑さにくらべると、寒さはリンパ浮腫の悪化要因にはなりにくいはずです。ところが実際には、冬場にむくみが強くなってしまったという人が少なくありません。

気温が低く乾燥しやすいという、冬場ならではの気象条件が影響し

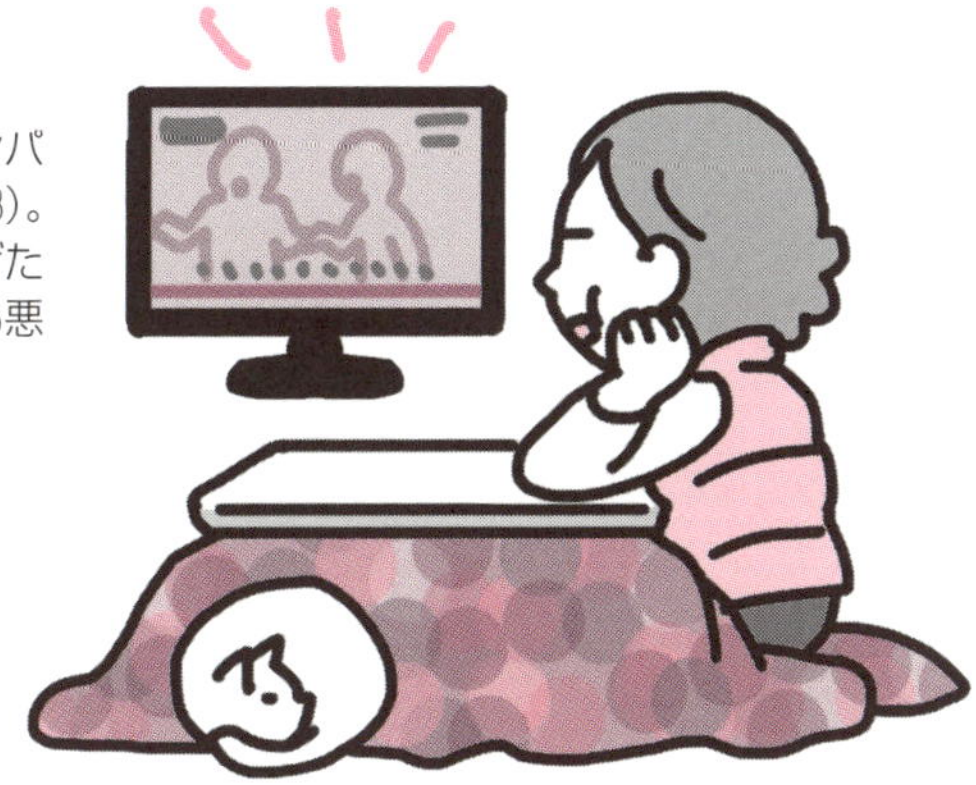

温めすぎるとリンパが増える（→ P38）。正座や、脚を曲げた姿勢が続くことも悪化の要因に

こたつ・ホットカーペットなどの利用

⇒下肢の浮腫を悪化させやすい

下肢がむくみやすい人は、長時間、こたつに脚を入れっぱなしにしたり、ホットカーペットの上に座ったりしないようにしましょう。

厚着をしているのでドレナージしにくい

⇒重ね着スタイルでこまめに調整を

セルフリンパドレナージは必須というわけではありません。風呂上がりに保湿剤を塗りながら軽くおこなう程度でよいでしょう。

ただ、厚着のしすぎでかいた汗が冷えて風邪をひいたり、体の動かしにくさが増して運動不足になりやすくなったりすることも。室内外の気温に合わせて脱いだり着たり、こまめに調整できる着方を工夫しましょう。

風邪やインフルエンザになりやすい

⇒蜂窩織炎に気づきにくいことも

風邪やインフルエンザが、直接、浮腫の症状を悪化させるわけではありません。問題は、蜂窩織炎による症状を、風邪などによるものと思い込みやすいことです。熱が出たときは、患部のチェックをお忘れなく！

寒くて家にこもりがち

⇒室内でもできる体操を

運動不足はむくみの原因になるだけでなく、太りすぎに拍車をかけることにもなります。外に出なくても運動はできます。冬こそ積極的に体操に取り組みましょう（→ P78〜81）。

皮膚が乾燥しやすい

⇒こまめに保湿剤を塗り直す

冬場は湿度が低めで、皮膚が乾燥しやすい時期です。スキンケアは、とくに保湿を心がけます（→ P68）。

ていることもありますが、年末年始のイベントの多さが負担になることが多いようです。しなければならないことを放置しておくわけにもいかないのであれば、取り組み方を見直してみましょう。

それでもむくみが強くなってしまったら、就寝前に弾性包帯でしっかり圧迫することで、悪化を防ぎやすくなります。

おまけのコラム

リンパ浮腫ケアのこれまでと、これからと

がん研有明病院での取り組み

がん研有明病院では、2009年に保険診療によるリンパ浮腫外来が始まりましたが、当時は、リンパドレナージなどについては保険適用外。こうしたケアを受けるために自費で利用できるリンパケアルームがつくられました。

2016年4月、リンパ浮腫に対する複合的治療が保険適用になったのを機に診療体制が見直され、現在はリンパケアルームでのケアも、保険診療のみとなっています。

制限のある保険診療のなかで、最大限の効果を得るポイントは2つあります。1つは、退院前、退院直後に浮腫の症状が出ていなくても、予防管理指導の話にきちんと耳を傾けること。もう1つは、術後1年目の検診の際にリンパ浮腫の有無をチェックしてもらうことです。この段階なら浮腫が出ていたとしても軽症なので、適切な対応を始めれば重症化せずにすみます。

今後、保険制度の見直しはあるかもしれませんが、日々のケアの主役が患者さん自身であることに変わりはありません。しっかり、ケアを続けていきましょう。

リンパカフェについて

一般社団法人キャンサーフィットネス代表理事
広瀬眞奈美

私ががん研のリンパケアルームに通いはじめたのは、乳がんの術後３年目のこと。当時、ドレナージを受けながらセラピストの方に話を聞いてもらうことで、安心して帰るということをくり返していました。

「こんなふうに話せる、聞ける場をつくりたい」という思いから生まれたのが、リンパ浮腫ケアサポートグループ患者会「リンパカフェ」でした。医療者にも参加してもらい、浮腫に対処する正確な情報と知識を得られる場ともなってきました。私自身、リンパカフェで聞いた『なんでもやってみてください。でも腫れたらすぐ対処してください』というセラピストさんの言葉には、勇気づけられました。

現在リンパカフェは少し形態が変わり、がん研の患者会「リンパスマイル」として継続しています。今まで５年間の活動のなかで、くり返し話題になってきたことは本書にも反映されています。

私は、運動を通してがん患者のQOL向上を支援するサポート団体、キャンサーフィットネスの活動に取り組んでいますが、がんばりすぎて腫れが強く出てしまうこともありました。そんなときは先の言葉どおり、ていねいにケアをして改善させる──こうした経験のくり返しが、今につながっています。

●編集協力　オフィス201、柳井亜紀
●カバーデザイン　松本 桂
●カバーイラスト　長谷川貴子
●本文デザイン　勝木デザイン
●本文イラスト　千田和幸、梶原香央里

健康ライブラリー イラスト版

リンパ浮《ふ》腫《しゅ》のことがよくわかる本《ほん》

2019年2月12日 第1刷発行
2023年11月10日 第2刷発行

監修	宇津木久仁子（うつぎ・くにこ）
発行者	髙橋明男
発行所	株式会社講談社 東京都文京区音羽二丁目12-21 郵便番号　112-8001 電話番号　編集　03-5395-3560 販売　03-5395-4415 業務　03-5395-3615
印刷所	TOPPAN株式会社
製本所	株式会社若林製本工場

N.D.C. 493　98p　21cm

ISBN978-4-06-514666-8

■監修者プロフィール

宇津木 久仁子（うつぎ・くにこ）

1959年、山形市生まれ。がん研有明病院婦人科前副部長、現在健診センター検診部部長、リンパケア室室長。1983年、山形大学医学部卒業、同大学医学部附属病院に勤務。1989年、米国ベイラー医科大留学。1991年、山形大学医学部産婦人科助手を経て、1994年から癌研究会附属病院（現・がん研有明病院）婦人科に勤務。多くの手術、化学療法を含む治療を経験し、現在はがんの予防や治療後のケアに携わっている。日本婦人科腫瘍学会専門医、がん治療認定医、日本リンパ浮腫学会理事。一般向けの監修書・著書に『子宮がん・卵巣がん より良い選択をするための完全ガイド』（講談社）、『知って安心 婦人科のがんと治療』（イカロス出版）などがある。

■監修協力

田端 聡（たばた・さとし）

NPO法人リンパカフェ理事長。看護師。日本リンパ浮腫学会評議員。2005年がん研有明病院勤務、2007年より同病院リンパケアルーム専従。2021年退職。同年より現職。リンパ浮腫をはじめ、なんらかの理由によりこれまで通りの働き方が難しくなった方を対象とした「在宅就労支援事業団 TOKYO-BAY」を併設し運営。その他、血液製剤による薬害エイズ被害者に対し、生活相談訪問や在宅就労支援を救済事業としておこなっている。

ライアン千穂（らいあん・ちほ）

NPO法人リンパカフェ副理事長。看護師。Dr.Vodder Academy international 認定講師。2007年がん研有明病院勤務、2013年より同病院リンパケアルーム専従。2021年退職。同年より現職にて血液製剤による薬害エイズ被害者の救済事業に従事。看護大学や医療機関・訪問看護ステーションからの依頼を受け教育的な活動や相談の対応をおこなう。今後、定期的なリンパカフェ（患者さんの相談会や勉強会）を2024年再開に向けて準備中。【NPO法人リンパカフェ　https://lymphcafe.org/】

広瀬眞奈美（ひろせ・まなみ）

一般社団法人キャンサーフィットネス※代表理事。
※ WEBサイト http://cancerfitness.jp/

■参考資料

日本リンパ浮腫学会編『リンパ浮腫診療ガイドライン 2018年版』（金原出版）

廣田彰男・三原誠・原尚子監修『リンパ浮腫 保存療法から外科治療まで』（主婦の友社）

平井正文著『リンパ浮腫にならない生活術』（東洋書店）